Ernst von Hesse-Wartegg

DIE ATLANTISCHEN SEEBÄDER

Elibron Classics
www.elibron.com

Elibron Classics series.

ISBN 0-543-99885-1 (paperback)
ISBN 0-543-99884-3 (hardcover)

This Elibron Classics Replica Edition is an unabridged facsimile
of the edition published in 1879 by A. Hartleben, Wien, Pest, Leipzig.

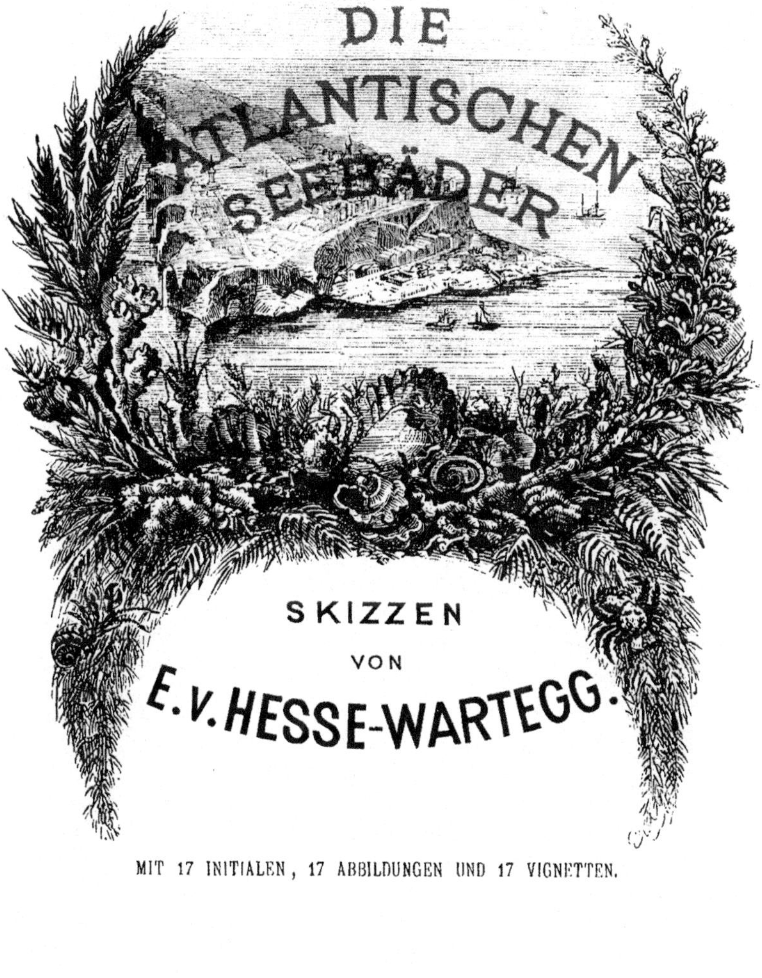

MIT 17 INITIALEN, 17 ABBILDUNGEN UND 17 VIGNETTEN.

WIEN. PEST. LEIPZIG.
A. HARTLEBEN'S VERLAG.

DIE

ATLANTISCHEN SEEBÄDER.

SKIZZEN

VON

ERNST v. HESSE-WARTEGG.

MIT 17 INITIALEN, 17 ABBILDUNGEN UND 17 VIGNETTEN.

WIEN. PEST. LEIPZIG.

A. HARTLEBEN'S VERLAG.

1879.

HOLZSCHNITTE UND DRUCK VON R. v. WALDHEIM IN WIEN.

VORWORT.

Irgend ein französischer Schriftsteller sagt: „...*car les bains de mer ne sont qu'un prétexte. Il sont le rendez-vous des malades qui se portent bien.*"

Jeder, der jemals ein Seebad besucht hat, wird die Richtigkeit dieses Ausspruches einsehen. Die Seebäder sind eben nicht für Kranke geschaffen, auch nicht für Arme. Sie sind Sammelplätze der eleganten Welt, Vergnügungsorte der Gesunden. Man sucht die Seebäder allenfalls zur Nervenstärkung, zur Zerstreuung, zur Abwechslung — und in der heissen Sommerszeit zur — Abkühlung. Alle diese Zwecke wird man vollkommen erreichen, wenn man ein leichtes Herz, einen schweren Beutel, einen Sack voll Humor und ein paar Koffer voll Toiletten mitnimmt. Das wissen auch alle Die sehr gut, die ein Seebad zum zweiten Male besuchen. Die Novizen des Seebadelebens freilich kommen mit anderen Hoffnungen und anderen Befürchtungen. Der Herr Doctor wird auf das eifrigste consultirt, man erholt sich Rathschläge und Verhaltungsmassregeln, vergleicht die Temperaturs - Unterschiede der einzelnen Bäder und lässt sich genaue Recepte geben, wann, wie und mit welchem Fusse man zuerst in's Seebad steigen soll. Es geht all' diesen Novizen wie jungen Mädchen, wenn sie ihre erste (und in der Regel auch letzte) Heirat abschliessen — wie anders ist es bei der zweiten und wie anders auch beim zweiten Besuche eines Seebades! Weder Doctor noch Tante werden consultirt, und man geht eben wieder in's Bad, weil es in vergangener Saison seine Wirkung nicht verfehlt hat.

Wie komisch nehmen sich deshalb einer alten Seebade-Ratte gegenüber die verschiedenen gelehrten Abhandlungen aus, welche die Herren Badeärzte, Bade-Inspectoren, Directoren und Sanitätsräthe über ihre Bade-Orte publiciren! Hier wird bewiesen, dass das Meer beiweitem salziger ist als dort, und dass die Temperatur der Luft und die des Wassers dem inneren Organismus viel zuträglicher ist. Meteorologie, Astronomie, Hydriatik, Hydrologie, Balneologie und eine Menge anderer Wissenschaften, die Uneingeweihte höchstens nur aus dem Fremdwörterbuche kennen, werden in geschlossener Phalanx dem Seebadelustigen vor Augen geführt und ihm alle möglichen medicinischen Vortheile des Bades auseinandergesetzt. Hand auf's Herz, meine Herren Doctoren! Glauben Sie nicht auch, dass die paar Buchstaben: U. A. w. g. (Und Abends wird getanzt) mehr Badegäste nach Ihrem Salzwasserparadies führen würden als all' Ihre Pamphlete, Broschüren und selbst die schönsten

Panegyrici? Glauben Sie nicht, dass die drei „G“: Geist, Gemüth und Gaumen, vor allem Andern befriedigt werden müssen? Und glauben Sie, man wird sich Ihrer Anleitung — und was mehr ist — Ihrem Seebade anvertrauen, sobald man nicht sicher ist, dass man die Zeit vor und nach dem Seebade in der angenehmsten Weise zubringen kann? Liest man die gelehrten Abhandlungen: „Das Seebad so und so“, dann sieht es aus, als ob man nur eingeladen würde, die ganzen vier Wochen lang in Schwimmhosen im Wasser zu sitzen und frische Seeluft zu schnappen!

Nein, das ist wahrlich nicht der Zweck der Seebäder! Wer in's Bad geht (und die schöne Leserin wird mir darin Recht geben), der will sich auch unterhalten, will Musik und Tanz, Vergnügen und — die gute Küche nicht vermissen. Aber das findet man zum grössten Leidwesen aller Badelustigen in keinem Buche geschildert. Der Arzt spricht von der Salzwasserheilkunst, der Bädeker von Eisenbahnen und Hôtelpreisen. Wo aber ist das Leben, das Vergnügen, die Unterhaltung geschildert?

Es ist möglich, dass die Aerzte und die Reisehandbücher diese letztgenannten Hauptbedingungen den Reclamen der grössten, universellsten und einflussreichsten Zeitung der Welt überlassen, der — — Frau.

Aber warum sollen diese Sachen nicht auch gedruckt, illustrirt, gebunden und schliesslich zum

Nutz und Frommen aller Badelustigen in die Welt gesandt werden?

Viele stellten sich schon diese Frage; auch der Verfasser that dies, und so kam denn das vorliegende Büchlein zu Stande. Möge man die leichte Sauce, mit welcher all' die schwerverdaulichen Perlen der atlantischen Seeküsten darin übergossen werden, verzeihen! Möge man dem Feuilletonisten verzeihen, dass er sich unter die Guide Joanne und Bädeker und Badedoctoren mengt, und statt mit dem Preistarife und dem Medicinfläschchen mit ein paar Federskizzen aus dem Badeleben vor den Besucher tritt! Entstanden ja diese Skizzen alle selbst im Bade, im Casino — oder am Meeresstrande, und kann man da nicht eher unterhaltende Schilderungen als gelehrte Abhandlungen erwarten? Es sind Schilderungen vom Badestrande zweier Continente, die der Verfasser in den letzten Jahren selbst besucht und theilweise schon in einzelnen grossen Blättern Deutschlands und Oesterreichs*) veröffentlicht hat. Einige darunter wurden von anderen Blättern mehr als ein Dutzend Mal abgedruckt, ein Beweis, dass sie ihren Zweck — den der Unterhaltung — nicht verfehlten.

v. H. W.

---

*) „Ueber Land und Meer", „Bazar", „Illustr. Frauen-Zeitung", „Pester Lloyd", „Wiener Fremdenblatt" etc.

I.

AN DEN KÜSTEN FRANKREICHS.

Trouville und Deauville.

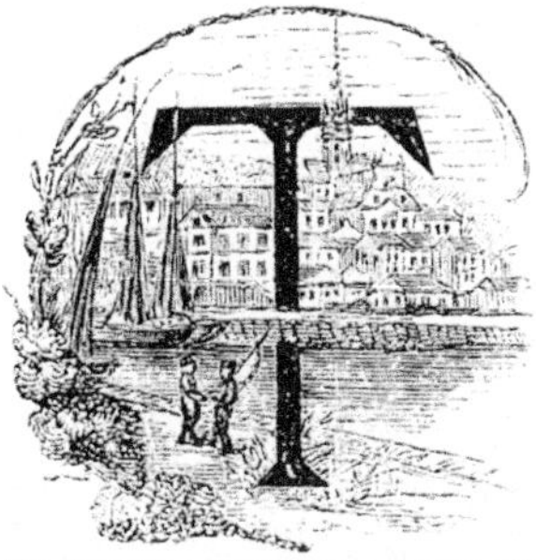

Trouville, dieses berühmteste aller Seebäder des Continentes, dieses Paradies im Badekostüm, verdient es wohl, dass man seiner unter den französischen Seebädern zuerst gedenke.

Trouville ist keines jener kleinen, rosigen Plätzchen, deren es an den Küsten der Normandie so viele giebt und in denen man einige Monate nur sich selbst und der Natur leben kann. Es war einstens so. Noch vor dreissig bis vierzig Jahren war es ein kleines, schmutziges, armes Fischerdorf, ähnlich wie seine Zwillingsschwester jenseits des Canals, Brighton. Aber einmal zog, veranlasst durch des älteren Dumas' Novelle „Pauline", Ihre Hoheit die Prinzessin Mode mit ihrem stattlichen Gefolge bei Trouville vorüber, und sie fand den weichen molligen Sand mit dem seichten Fluthwasser so wohl geeignet zum Baden und die schönen bewaldeten Hügel am Ufer so gut zu bewohnen, dass sie beschloss, einen Sommer hier zu verweilen. Nun ist es bekannt, dass keine Kaiserin sich jemals einer grösseren Zahl von Unterthanen erfreute und über ein grösseres Reich gebot als diese alte, aber doch ewig junge, launenhafte, aber nicht immer schöne Prinzessin Mode. Man zog aus der damaligen kaiserlichen Residenz Paris nach dem Fischerdörfchen Trouville, und aus dem kleinen Neste war in ein paar Jahren das lustigste Seebad der Welt geworden.

Kein Seebad ist eleganter, keines trägt einen so internationalen Charakter an sich wie Trouville. Es ist eben unter den Seebädern das, was Paris unter den Hauptstädten ist. Der Badestrand vor dem Trouviller Casino kann dem Boulevard des Italiens brüderlich die Hand reichen. Sie sind heute unzertrennlich von einander. Trouville sind die Boulevards im Bade-Anzug, die Boulevards sind Trouville *en grande toilette.* Nirgends am Strande des Meeres kann man so viel Leben, so viel Fröhlichkeit, so viel Abwechslung und Unterhaltung finden wie in Trouville. Darum sind denn auch Russen und Türken, Deutsche und Franzosen, Engländer und Italiener in grösserer oder geringerer Zahl hier immer anwesend, und dieser gemischte Völker-Salat wird hie und da durch spanisches und asiatisches Gewürz nur noch pikanter gemacht.

Die Tage vergehen hier auf dem Strande oder im Bade, im Tanzsaal und am Spieltisch, und der Müssiggang nimmt unsere Zeit so in Anspruch, dass wir bei dem besten Willen nicht ein freies Stündchen finden, das zum Briefschreiben oder Zeitungslesen verwendet werden könnte. Man glaubt eine Woche lang hier zu sein, und mittlerweile ist ein Monat verflossen — ein Monat der angenehmsten Zerstreuung und der grössten — Hôtelrechnung.

Gestehen wir es nur! Trouville ist eines jener Seebäder, in denen nur Könige und Nabobs weniger ausgeben, als es ihre Mittel erlauben. Die grosse Mehrzahl der Besucher aber giebt entschieden mehr aus, und Herzen und Geldtaschen werden hier derart in Anspruch genommen, dass es nach der Badecampagne wieder Monate bedarf, um beide in „normalen“ Zustand zu versetzen. Trouville ist eben in der Mode, ein Kampfplatz der Koketterie, wo häufig Wunden geschlagen werden, die nur vor dem Traualtare (oder wenn man will, im Standesamte) wieder geheilt werden können. Mögen sich auch die schönen Nymphen von Trouville vor ihrem Besuche im Drachenblut der Tugend gebadet haben, ein verwundbares Fleckchen ist ihnen doch geblieben: das Herz.

Der Hafen von Trouville, durch die Mündung des kleinen Flüsschens Touques gebildet, ist nur zur Zeit der Fluth den Dampfern zugänglich, und selbst dazu war es nothwendig, ähnlich wie in Boulogne und Ostende, eine eigene Einfahrt herzustellen, so dass man auf der Fahrt durch dieselbe von Trouville nur wenig zu sehen bekommt. Will man das schöne Panorama des Bade-Ortes recht geniessen, so muss man in einer der vielen Privat-Yachten, wie jener des Herzogs von Hamilton oder des Barons Alphons Rothschild, eine kurze Strecke in's Meer hinausfahren. Von hier aus wird man die ungemein liebliche, reizend schöne Lage von Trouville am besten würdigen können. Unmittelbar an den flachen Sand der Seeküste angebaut und theilweise durch einen Damm vor dem Meere geschützt, erhebt sich eine lange Reihe prachtvoller Hôtelbauten, deren blanke Fenster sich in der Morgensonne spiegeln und deren Aushängeschilder die Hôtelnamen schon aus weiter Ferne erkennen lassen. Die grössten Paläste sind entschieden das „Hôtel des Roches noires“ und das „Hôtel de Paris“, denen sich gegen Westen ein Dutzend andere anschliessen. Diese lange Häuserreihe, welche sich von den hohen bewaldeten Bergen im Osten bis zu dem kleinen Hafen im Westen erstreckt, wird nur durch ein langes, niedriges Holzgebäude unterbrochen, auf dessen zierlichen, schöngebauten Mansarden und Zinnen die französische Tricolore flattert. Es ist das weltbekannte Casino von Trouville.

Ueber dieser Häuserreihe erheben sich amphitheatralisch noch mehrere andere, und die schönen eleganten Villen und Landhäuschen, umgeben von herrlichem Grün, erinnern lebhaft an Ventnor und die südlichen Küstenstrecken der Insel Wight. Die Gipfel der Berge endlich nehmen ausgedehnte Gartenanlagen und Parks ein, die sich weit in's Inland, bis gegen Honfleur erstrecken.

Um das Leben an der Küste und an den weiten Landflächen zu beobachten, die sich vor den Hôtels ausdehnen und nur zur Fluthzeit theilweise vom Meere bedeckt sind, müssen wir mit unserer Yacht ein wenig näher fahren. Dann erst unterscheiden wir die zahllosen Cabinenbatterien, die theils im Wasser, theils am Lande aufgefahren sind und ihren schönen Inhalt in das Meer senden. Tausende von Badegästen stehen am Ufer oder springen und toben und schwimmen im Wasser umher. Die ganze weite Küste wimmelt von Menschen, und es erscheint uns als hätten die Pariser Boulevards ihr ganzes „Um und Auf“ an Pflastertretern und Modedamen auf den Sand von Trouville gesendet.

Bald jedoch ziehen wir die Segel ein. Das Umherschlendern auf dem Strand von Trouville scheint doch mehr Reiz zu haben als selbst die allerschönste Spazierfahrt auf der eintönigen blauen Wasserfläche. Der an den Hafen grenzende Theil Trouvilles erinnert noch wenig an Paris — eine unbebaute, wüste Strecke Landes, nur mit kleinen Buden, Affentheatern, Boutiquen und anderen Parasiten des Badelebens besetzt. Je mehr wir uns jedoch dem Casino nähern, desto lebhafter und eleganter wird es hier. Der weiche fusstiefe Sand ist mit einem hölzernen Fussweg überkleidet — es sind ebenfalls „Bretter, welche die Welt bedeuten". Ein langgestreckter, weisslackirter Pavillon liegt vor uns zur Rechten. Er ist in zahlreiche Abtheilungen getheilt, von denen jede einen Kaufladen mit Toilette-Artikeln, Schmucksachen, Muscheln, Spielzeug und allerhand Kram enthält; an seinem einen Ende befindet sich eine „*American Bar*", eine amerikanische Trinkbude. Es ist der Bazar von Trouville. Weiter! Abermals Kaufläden, Spielplätze, Schiessstände, Sodawasserhütten u. s. w., alle sind gedrängt voll, die letzteren mit Herren, die Kaufläden mit Damen. Wer kennt nicht die Schwächen der Damen? Ueberall, wo sie hinkommen, fehlen auch die Kaufläden nicht lange. Sie finden Befriedigung, Zerstreuung, Vergnügen in diesen Einkäufen, und die Handelsleute sind gewöhnlich galant genug, ihnen hierzu die Gelegenheit zu geben. Es bietet sich ihnen Alles, was ihr Herz sich wünscht, was ihr Sinn begehrt — vorausgesetzt, dass ihre Börse genügend gefüllt ist. In den Restaurants und Hôtels findet man Früchte des Spätherbstes, Geflügel, Delicatessen, Hochwild. Befinden wir uns auch inmitten des Sommers, so ist die Jagdsaison doch schon für Jene geöffnet, deren Börsen nicht geschlossen sind. In Trouville giebt es keine Früchte- und Hochwildsaison, es sei denn für die Geizigen und die Armen, aber für diese giebt es auch kein Trouville. Wie die silbernen Kugeln des Freischütz Alles erreichten, was er erreichen wollte, so geht es auch hier mit dem Silber und Gold.

Und doch darf man nicht etwa glauben, dass all' die Zehntausende, die im Hochsommer, besonders in den Monaten Juli und August, in dem weichen, tiefen Sand von Trouville umherwaten, mit irdischen Gütern reich gesegnet wären. Trouville ist eben für einen grossen Theil der Pariser Bourgeoisie im Sommer das, was im Winter der Tanzsaal ist, und wie man einen Ball niemals besucht, ohne etwas „über die Schnur zu hauen", so ist es auch mit diesem Lieblings-Seebade der Pariser. Der Kaufmann, der Maler, der Comptoirist, das Ladenmädchen, sie Alle sparen schon Monate im voraus, um während des Sommers auf eine oder zwei Wochen an die See, nach Trouville gehen zu können, um sich dort mit den Ersparnissen einige vergnügte Tage zu bereiten. Und wem die Mittel dazu mangeln, der geht eben auf's „Gerathewohl" und sucht sich während seines kurzen Aufenthaltes Unterkunft und Nahrung, so gut es geht, und müsse er Spazierstöcke verkaufen und in einer Badecabine übernachten. Jene hübschen Blumenmädchen am Strande, die in normännischer Tracht kleine Sträusschen verkaufen, ihre Gesichter sind zart, ihre Hände weich. Ist ihre Normandie nicht auch der Boulevard des Italiens gewesen?

Andere Seebäder, wie z. B. Ostende und Norderney, haben nicht nur in Bezug auf das Meer, sondern auch auf die badende Menschheit ihren Fluthwechsel. Zu gewissen Stunden sind Badestrand und Promenaden mit Menschen überfüllt, zu anderen Zeiten vollständig leer. Mit Trouville ist es anders. Der Strand, die Promenade und die hübschen Garten-Terrassen vor den Hôtels sind stets mit einem Strom von Badegästen überfluthet. Und eine gemischtere Gesellschaft als diese dürfte es wohl an wenigen Orten geben. Betrachten wir sie. Hier stehen ein paar Yankees an der „*American Bar*“ und schlürfen ihren unvermeidlichen „*Cocktail*“, sie sind erst heute Morgen von New-York in Havre eingetroffen, haben Mittags die Seine gekreuzt, die Toilette gewechselt und erfrischen sich nun „*entre eux*“ auf dem Sande von Trouville, dem französischen Saratoga. Colonnen von Engländern marschiren auf und ab und werfen laut mit ihrem „*Well*“ und „*by Jove*“ und „*Nice!*“ umher. Schmachtend blicken ihnen einige zarte Damengestalten nach; die schwarzen, schön umpinselten Augen sind auf sie gerichtet und ihre wohlriechenden Seufzer gelten nur ihnen. Ihnen oder ihren Guineen? John Bull ahnt die Wahrheit und sendet ihnen einen Blick der Verachtung zu. Vor den Hôtels sitzt die elegante Gesellschaft des Seebades in den grossen geflochtenen Rohrstühlen, mit der Lectüre der Morgenblätter oder des neuesten Romans von Daudet oder Dumas beschäftigt. An ihren reichen Toiletten, an ihrem Schmuck, ihren diamantenen Schuhschnallen erkennt man die Pariser *haute d'argent*. Hie und da begegnet man einer Dame, die ohne Begleiter auf dem Strande promenirt, und dies mit einer Miene, wie Droschkenkutscher, die einen Passagier suchen. Einige Pariser Boulevardiens laufen ihr nach und mühen sich ab, ihr Herz zu erobern. Aber nur zu oft erfahren sie, dass dies Herz bereits vergeben. Sie werden enttäuscht.

Wir sind auf dem Markte angelangt und hier verändert sich das fashionable, städtische Bild. Alte Bauernweiber und Fischerleute bieten hier ihre Waaren feil: Grünzeug, Früchte, Fische, Krabben u. s. w. Zwischen ihnen und ihren Verkaufsplätzen treiben sich dienstbare Geister umher, von dem Oberkoch der Königin von X. bis zu dem letzten Küchenjungen des letzten Hôtels. Hie und da sieht man auch junge elegante Frauen mit Seidenkleid und Handschuhen unter den schmutzigen Fischhändlern umherwandern und ihre Einkäufe besorgen. Es sind Neulinge, die sich den Anschein von guten Hausfrauen geben wollen, denn ihre jungen Gatten warten ja dort und sehen ihnen mit Stolz und Vergnügen zu. Der Markt liegt beiläufig in der Mitte der weiten Strandlinie, und in den Strassen, die von hier aus nach der Stadt führen, findet man viele kleinere Hôtels und Logirhäuser für die ärmere Classe der Badegäste. An den Markt stösst das schöne „Hôtel de la Mer", von dessen Terrasse herab ein paar Damen und Herren die Vorübergehenden mustern. Sie sprechen sehr laut französisch, aber ein Französisch, das wir nur in Wien gehört haben. Es ist eine kleine österreichische Colonie, für einige Wochen an Frankreichs Seeküsten verpflanzt.

Neben dem „Hôtel de la Mer" erhebt sich das grosse, elegante Casino mit seinen Concert- und Ballsälen, Billard-, Spiel- und Lesezimmern u. s. w. Aber es ist jetzt leer und keine Seele darin. Die Casinowelt, die eroberungssüchtigen Witwen und Frauen in den „besten Jahren", Officiere in Pension, Bankiers mit der Rosette irgend eines Ordens im

Knopfloch, Familienväter und ein paar Dutzend Durchreisende sitzen auf der schönen breiten Terrasse des Casinos oder lehnen an dem Umfassungsgitter. Sie nehmen Eis oder Limonade, sie rauchen, conversiren oder sehen dem tollen bunten Treiben am Ufer zu. Trouville hat eben nur dieses Ufer, *la Plage*. Es kennt keinen Corso, auf dem man wie in Brighton

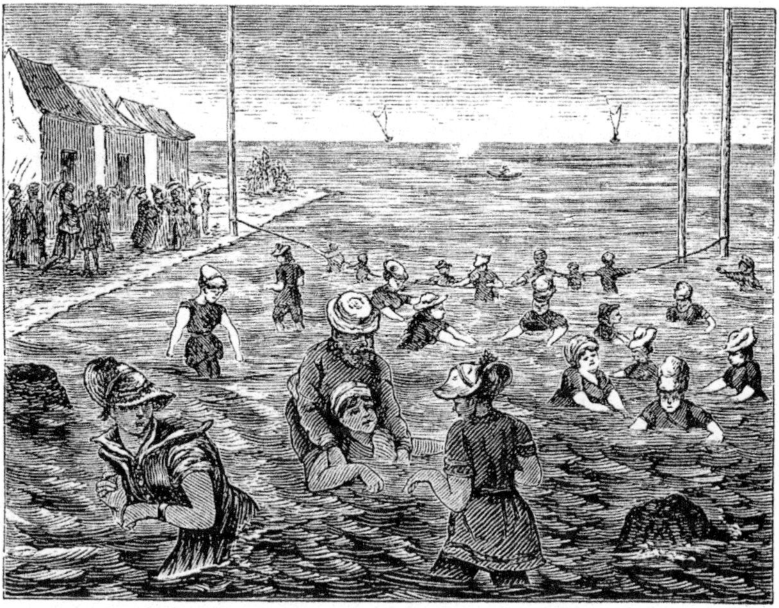

TROUVILLE.

auf prachtvollen Pferden einhergalopiren oder in Equipagen fahren könnte; es hat wenige Boote und keine Seefahrten, obschon es in seinen jährlichen Pferderennen einen sehr frequentirten und ausgiebigen Landsport besitzt. Man kann also nur in der Toilette Luxus entwickeln, und die Toilette ist es, auf welche die Damen ihr gesammtes Nadelgeld verwenden.

Auf der kurzen Strecke von fünfhundert Schritten, d. h. vom Hafen bis zum „Hôtel des Roches noires“, am äussersten Ostende von Trouville, sind alle Modewaaren-Magazine von Paris, London, Wien und Berlin vertreten; auf dieser Promenade sieht man die grössten Cap-Diamanten, Chignons aus Thüringer Mädchenhaar, Zähne aus afrikanischem Elfenbein u. s. w.

Zur Linken der Promenade erstreckt sich eine weite Sandfläche bis zum Meere. Hier sind Zelte erbaut, Cabinen aufgefahren, Myriaden von Lehnsesseln, Roll- und Schaukelstühlen aufgestellt. Hier ist der grosse Tummelplatz für Erwachsene und Kinder. Hier sitzen oder liegen alle jene Schönheiten, die im Winter die Brennpunkte der hauptstädtischen Saison bilden. Ein Kranz von Verehrern umgiebt und verfolgt sie auch hier; er verfolgt sie im Casino, am Strande, in dem Hôtel, ja selbst im Wasser. Ist es dann zu verwundern, wenn die Damen selbst auf ihre Badekostüme ebenso grosse Sorgfalt verwenden wie auf ihre Balltoiletten — wenn sie mit Ringen und Ohrgehängen und Armbändern, ja selbst mit ihren Chignons in's Bad steigen?

Der Strand von Trouville ist sehr flach, und man muss ziemlich weit in's Meer hinausgehen, um tiefes Wasser zu erreichen. Aber um das letztere reisst man sich nicht. Man kugelt sich im seichten Wasser herum, bespritzt sich gegenseitig und lässt sich von dem sanften Wellenschlag erreichen. Der Strand ist, dem französischen Gesellschaftsleben entsprechend, in drei Abtheilungen getheilt, je eine für die beiden Geschlechter, und die dritte, zwischen ihnen befindliche, für *mixed bathing*, d. h. für beide Geschlechter zusammen. Begreiflicherweise ist diese letzte Abtheilung auch die weitaus besuchteste. Man hat nicht weniger als fünf bis sechs Karten (je eine für Badecabine, Mantel, Fussbad, Bade-Anzug und Handtücher) an verschiedenen Stellen zu lösen, ehe der Zutritt zum Badestrande gewährt wird.

Nichts ist amüsanter, als hier auf dem weichen, tiefen, molligen Ufersand ruhend, das Treiben der Badenden zu beobachten. Wenn man es irgendwo versteht, Badekostüme anzulegen, „die einem zu Gesicht stehen“, so ist es Trouville. Hier kann man, wenn auch nicht Frauenwürde, so doch stattliche Mengen von Frauen-„Anmuth“ zu sehen bekommen. Hier ist es, wo sich die Zeichner des Pariser „*Journal Amusant*“ und des „*Petit Journal pour rire*“ die Modelle zu ihren prächtigen Zeichnungen zu holen scheinen.

Man glaubt sich in das Parquet des Pariser „*Théâtre des Variétés*“ versetzt. Der Zuschauerraum ist der Ufersand. Die Bühne der Strand und das Stück? — Niniche. Es giebt hier in der That eine Sorte Menschen, die nichts als Amateur-Bademeister sind, und eine Sorte Damen, die eben keinen andern als eben derartige Amateur-Bademeister zu ihren Rittern wählen. Wer eine Saison in Trouville zugebracht hat, der wird zugeben, dass das genannte Zugstück des Pariser Variété-Theaters nicht so sehr aus der Luft gegriffen ist, als man zu glauben versucht wäre.

Dieselbe elegante Welt von Trouville, die wir während des Tages auf der Promenade und im Bade gesehen, versammelt sich des Abends, freilich in anderer Toilette, in den Concert- und Ballsälen des Casino. Die Räume sind glänzend erleuchtet, reizende Gestalten in den reichsten Toiletten wogen auf und nieder, oder drehen sich in schwindelndem Reigen nach den Klängen der Musik.

Dieselben lieblichen Gesichtchen, die uns tagsüber am Strande durch grosse, Schatten spendende Strohhüte verborgen blieben, wir sehen sie jetzt, wenn auch die Schminke einen guten Theil davon bedeckt. Dieselben Haare, die in langen, triefenden, steifen Flechten herunterhingen, oder mit einer gelben Wachsleinwandhülle bedeckt waren, sie sind zu den modernsten Frisuren aufgethürmt, mit Blumen und Diamantsternen geschmückt. Dieselben kleinen Füsschen, die heute Morgens nackte über den schmutzigen Sand zum Bade trippelten, stecken jetzt in hellfarb'nen koketten Atlasschuhen. Wie sich das Sprichwort: „*tempora mutantur*" etc. hier doch bewährt!

Ueberall herrscht Leben, Aufregung, Zerstreuung. In einem Saale gilt es dem Tanz, in einem zweiten wird musicirt, in einem andern dem Spiele gehuldigt, und so manche der sieben Todsünden scheint hier ein eigenes Locale zu haben. Billards und *Rouge et Noir* und eine Menge anderer Spiele locken uns hier an, einen Louis und noch einen Louis zu wagen, und die goldenen Dingerchen rollen über die Tische von Einem zum Andern. So geht's bis spät in die Nacht hinein. Aber auch die dunkle Terrasse vor dem Casino ist gut besetzt. Hier sind es meist junge Pärchen, die sich wahrscheinlich besonders Wichtiges zu erzählen haben. Stören wir sie nicht in ihrem trauten Beisammensein! Die schönen Tage von Trouville sind ja so bald vorüber!

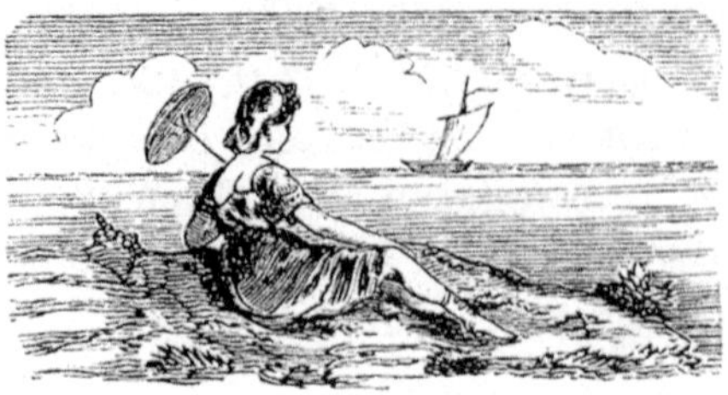

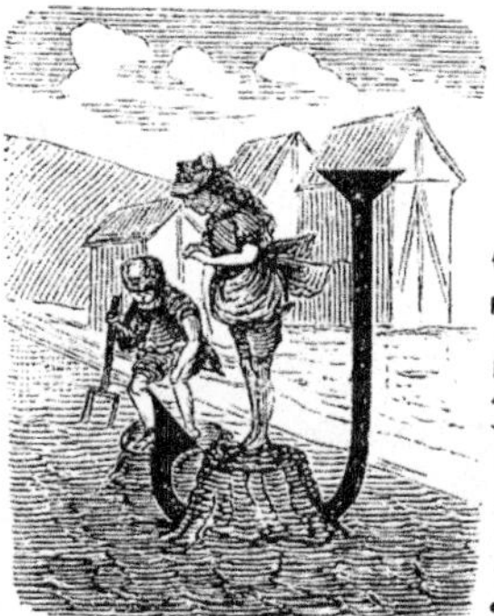

Jenseits des kleinen Flüsschens von Trouville, des Touques, liegt dessen Zwillingsschwester Deauville. Wie Trouville die „Erfindung“ des älteren Dumas ist, so ist Deauville jene einer viel vornehmeren, aber auch viel vergänglicheren Grösse, des Grafen und nachherigen Herzogs von Morny. Er war ein kluger Kopf, dieser Herzog von Napoleon's Gnaden. Zur Zeit, als er Trouville zum ersten Male besuchte, war der Strand, den heute Deauville ziert, noch immer das Seebad für Muscheln und Krabben, und keine menschliche Seele wagte sich jemals dahin. Es fiel überhaupt gar Niemandem ein, auch nur an diese Sandwüste zu denken. Morny kaufte die ganze Küstenstrecke für eine Bagatelle. Aber kaum nannte sie der kaiserliche Günstling sein Eigen, so fanden sich auch schon Doctoren, die den Platz für den gesündesten Frankreichs, und Chemiker, die das Seewasser dort für das salzigste aller fünf Oceane erklärten. Für die Architekten gab es keinen besseren Baugrund, für die Astronomen keinen blaueren Himmel als jenen von Deauville. Natürlich sprangen die Häuser und Villen wie Pilze aus dem Boden; die Creaturen der genannten aristokratischen Eintagsfliege versandten Prospecte und Reclamen *à l'Americaine.* Es entstanden Mammuthshôtels, ein grossartiges Casino, das jenes von Trouville in den Schatten stellte, und binnen kurzer Zeit hatte sich Deauville eine hervorragende Stelle in jeder Hausgeographie und auf jeder französischen Landkarte erobert. Nun begann Morny seine Trümpfe auszuspielen. Der Kaiser, die Kaiserin, der *Prince imperial*

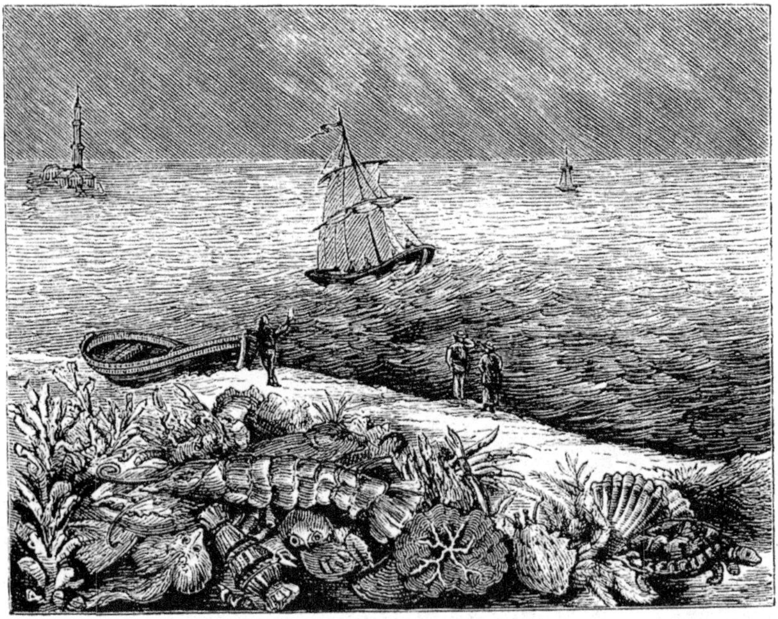

DEAUVILLE.

— Alle wählten Deauville zu ihrer Sommer-Residenz, und der ganze kaiserliche Kometenschweif bezog die neugebauten Strandpaläste. Die Preise sprangen wie Gummiballen in die Höhe. Der kleine Touques, der früher dem Styx geglichen, wurde mit einem Male zum goldenen Pactolus und unter den Nymphen Deauvilles fehlte es auch gewiss nicht an Pactolyden.

Nun begann für Morny die Erntezeit. Er begann den Baugrund zu verklopfen, wie er es mit seinen geschmuggelten Equipagen in Russland gethan. Schade, dass Daudet uns in seinem „Nabob“ nicht auch dieses Heldenstücklein seines Herzogs von „Mora“ erzählte! — Kurz, Morny heimste seine Tausende ein. Der Hof zog sich zurück, und kaum war der Besitz in andere Hände übergegangen, begann „man“ auch schon einzusehen, dass Deauville eigentlich doch kein rechter Bade-Ort sei. Deauville war eben wie ein frischer Blumenstrauss. Es waren Blumen ohne Wurzeln. Sie verwelkten. Der Hof kam nicht wieder. Die schönen Villen blieben unbewohnt. Der Platz blieb verlassen, wie vorher, und das Monument, das man in Deauvilles schönen Tagen dem schlauen Herzog errichten wollte — blieb beim Sockel stehen. Dieser Sockel ist ein treues Bild der Kurzlebigkeit Deauvilles. Von der Inschrift kann man die folgenden Worte lesen:

„*La ville de Deauville reconnaissante* — —“

aber der Name des Herzogs wurde weggeschlagen. Ach! würden die guten Leute die traurigen Thatsachen ebenso leicht ungeschehen machen können wie den Namen ihres „Gönners“! — Deauville ist ein Brügge aus der Zeit des Empires! Es steht noch, wie es war, aber die Leute fehlen, um die Hôtels zu beziehen, um den Strand zu beleben. Die wenigen Gäste, die es im Vergleich zu seiner stolzen Schwesterstadt aufzuweisen hat, kommen gewiss nur Trouvilles wegen herüber. Allerdings scheint sich das vornehme, imperialistische Bad in der letzten Zeit wieder zu heben, und man findet hier jetzt schon mehr aristokratische Badegäste als in irgend einem andern Seebade. Die

Chaussée d'Antin und das Faubourg St. Germain finden natürlich an der vornehmen Abgeschlossenheit des Bades grossen Reiz, und wo in Frankreich der alte legitimistische Adel hinkommt, da zieht er auch die Finanzgrössen bald nach sich. Wer weiss? Vielleicht ist Deauville dereinst unter kaiserlichem oder königlichem Regime wieder berufen, eine grössere Rolle zu spielen als zur Zeit seiner Gründung durch den Herzog von — „Mora"!

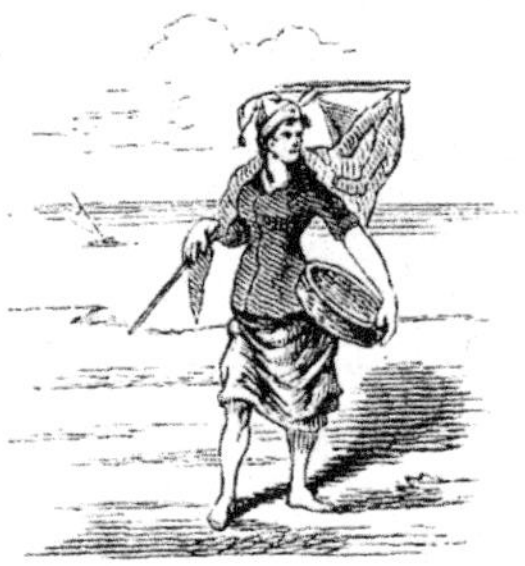

Etretat.

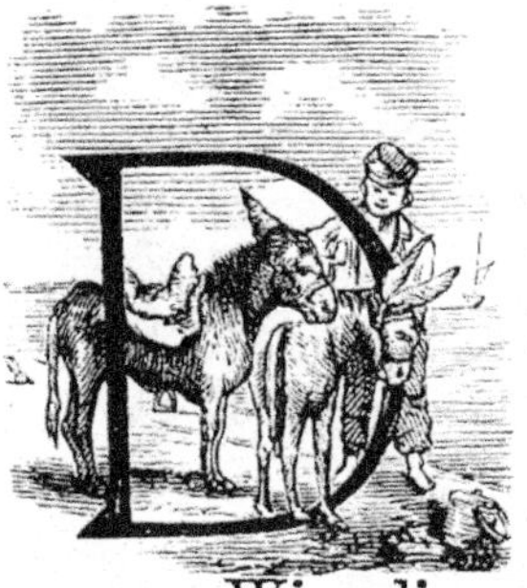

Die Seeküste Frankreichs von Havre hinauf bis Calais, von der Mündung der Seine bis an den weichen, molligen Badestrand von Ostende ist eine einzige Klippenmauer. Wie die weissen Kalkfelsen Englands, die Shakespeare im „König Lear“ so wunderbar schildert, so stellen auch ihre Pendants am europäischen Continent ihre hohe blendende Stirne dem Ocean entgegen, der zu ihren Fussen schäumt und tobt und unaufhörlich jene gewaltige Armee von Schaumlawinen zu ihrer Zerstörung herbeiführt. — Ihr Schädel ist kahl und verwittert, und die Vegetation wagt sich nur schüchtern in die kleinen Thäler und Schluchten hinein, welche die dem Meere zueilenden Ströme in die Klippenreihe gerissen.

Ueberall, wo sich diese kleinen Unterbrechungen in der Kette der Klippen zeigen, hat die Civilisation von ihnen Besitz ergriffen. Nicht nur die Civilisation, die im normännischen Bauernkittel oder in der ärmlichen Fischertracht schon vor Jahrhunderten hier vegetirt, sondern die Civilisation der französischen Hauptstadt, die elegante Welt, die Mode. — Aus den Fischerdörfchen, die sich mit ihren winzigen Hütten und krummen Gässchen in diesen Thälern zusammengekauert, sind moderne Seebäder geworden, grosse Taubenschläge, in denen die Pariser Modewelt während der Sommersaison aus- und einfliegt. Dieppe, Fécamp, Yport, Petites Dalles und vor allen anderen Etretat.

Etretat ist in neuester Zeit sehr in die Mode gekommen. Es ist als das Seebad der französischen Geisteswelt verschrieen, und jeder Franzose, der sich von diesem „französischen Geiste" besessen glaubt, baut sich eine Villa oder ein Schlösschen hier und bringt den Sommer in der unmittelbaren Nähe der Alphonse Karrs, der Dumas, der Offenbachs und Abouts zu. Alphonse Karr war es, der Etretat entdeckt. Er hat es sogar erfunden. Er that es damit, wie jener Doctor, der die „*Revalenta arabica*" erfunden. Er machte mit einem Worte Reclame dafür. Seine reizenden Romane waren die Annoncen, sein Geist das Gewürz, und Etretat ist nun heute für alle an (Geistes-) Grössenwahnsinn Leidenden ein ebenso gesuchter und probater Artikel wie die *Revalenta* für alle Dürren.

Aber auch das Ausland kokettirt gerne mit Etretat. Jeder ist neugierig, etwas von diesem wässerigen Rendezvous-Platz der französischen Geisteswelt zu erfahren. Es muss auch gar nicht uninteressant sein, Dumas den Tugendhelden, Offenbach den Operettenmann, Garnier den Architekten (und ich hätte beinahe gesagt, die Sarah Bernard) in schöngestreiften Schwimmhosen zu sehen. Und doch wird der Besucher ein wenig enttäuscht. Es geht dem französischen Geiste mit Etretat geradeso wie dem besten Champagner, den man in's Wasser und noch dazu in's Salzwasser giesst! Sein Geist verduftet und er wird fade. Etretat war, wie gesagt, bis vor Kurzem ein kleines Fischerdörfchen, am Ausgange zweier Thäler, des Grand Val und Petit Val, gelegen. Die wenigen Strassen liegen tiefer als der Meeresspiegel und werden von einem Damm aus Strandsteinen gegen die Wellen geschützt, die schon mehr als einmal die schwache Barrière durchbrochen und das Dörfchen verschlungen haben. In einem weiten Bogen streckt sich dieser Steindamm von einer Thalwand bis zur andern, und endigt in hohen, imponirenden Klippen, deren senkrechte Mauern von den Strandwellen vielfach durchbrochen werden und ein wahres Labyrinth von Thorbogen und Höhlen, Felsnadeln und Thürmen zeigen. Der Badestrand ist mit grossen, durch die Action der Wellen rund geschliffenen Steinen bedeckt und fällt steil gegen das Meer ab, und Ebbe und Fluth machen sich nur wenig bemerkbar.

Im Dörfchen selbst hat die moderne Welt der Hauptstädte noch wenig festen Fuss gefasst. Sie nahm blos den Badestrand zum Theile in Beschlag und wohnt an den bewaldeten Anhöhen, die das Fischerdorf von drei Seiten umgeben. Dort drängen sich Villa an Villa, Schloss an Schloss, und schöne wohlgepflegte Gärtchen mit zierlichen Gittern und stattlichen Pforten zeigen, dass ihre Besitzer Geschmack und Geld in gleichem Verhältnisse besitzen.

Wie man sieht, hat also Etretat mit den grossen Bädern am Nordseestrande nichts gemein — gar nichts als das Meer. Die weichen, sammtenen Badeplätze Ostendes und Scheveningens sind hier unbekannt — unbekannt auch die grossen majestätischen

Palastreihen mit ihren protzigen, dem Meere zugewendeten Fronten, wie man sie in Brighton und Deauville zu sehen bekommt — unbekannt die weiten Strandpromenaden über die Dünen, die grossartigen Hôtels, die Badehaus-Batterien, die Restaurants.

Aber kann man sich ein berühmtes Seebad auch ohne alle diese Zuthaten recht vorstellen? Etretat befindet sich wohl dabei. Seine Badegäste, die ja während des Winters in der Hauptstadt mehr sündigen, als es Künstlernaturen anständigerweise erlaubt ist, kokettiren im Sommer gerne mit dem idyllischen Land- und Seeleben. Sie kleiden sich einfach, leben einfach und geniessen die Natur aus eben so voller Seele, wie sie die Kunst und Alles, was d'rum und d'ran hängt, aus vollem Herzen im Winter genossen haben. Darum ist die Mode, das grossstädtische Leben, das sich in anderen Seebädern so breit macht und alles Andere um sich herum verdunkelt, hier gar nicht zu finden. Hier tritt sie schüchtern einfach auf und vermengt sich mit dem pittoresken Leben und Treiben der Fischer und Strandbewohner, und Beide bestehen neben- und untereinander. Während in Trouville und Scheveningen die Modewelt das ärmliche Fischerleben gänzlich verdrängt, ist es in Etretat umgekehrt. Die Mode kommt, um sich für ein paar Monate in das rauhe Wollengewand des Fischers zu hüllen, sein Handwerk nachzuahmen und sein Leben zu leben.

In Etretat giebt es keine Stunde. Man lässt die Uhr zu Hause, wenn man Geld hat, oder schickt sie nach dem Mont de piété (was viel besser klingt als Versatzamt), wenn man keines hat. Man steht mit der Sonne auf, lebt mit der Ebbe und Fluth und richtet sein ganzes tägliches Leben nach dem Wechsel der Natur. Nur das schöne grosse Casino mit der breiten, dem Meer zugewendeten Esplanade erinnert an das städtische Leben. Hier ist Musik, Concert, Spiel, Theater, kurz Alles, was sich Diejenigen wünschen, denen die Natur allein nicht genug ist. Es ist das einzige moderne Gebäude mitten unter den ärmlichen Fischerhütten, die sich rings herum hinter dem Damm verkriechen. Selbst der Strand hat kaum das Ansehen eines Bades: grosse, alte, schwarze Fischerbarken liegen wie ungeheure Särge am Strand. Einige von ihnen sind mit Strohdächern überdeckt und dienen ihren Eigenthümern als Wohnung und Heim. Grosse Strandkiesel sind um sie herum geschlichtet, um sie vor dem Herabschwemmen in's Meer zu schützen. Fischernetze sind zwischen ihnen am Boden zum Trocknen aufgespannt, und nur ganz rückwärts, am Fusse des Dammes, sieht man ein paar Dutzend schüchterner Badekarren und Strohsessel, als einziges Anzeichen des Seebades.

Das pittoreske, von verwitterten Fischerweibern, Kindern, Krabben und anderen krabbelnden Geschöpfen belebte Bild ändert sich natürlich zur Zeit des Bades. Der ganze Strand vor und rechts von der Terrasse ist für Badende reservirt, und auf diesen weiten Raum kommen nun die Badekarren hervor. Die grossen steinigen Ufer sind ganz unter den Strohpantoffeln der Badenden verborgen, und Mann, Weib, Kind, und womöglich auch noch Kegel, baden nach Herzenslust unter einander, wobei sich Jeder wohl vor dem Umfallen in Acht nimmt. Die Folgen eines derartigen Falles sind in Anbetracht der grossen runden Steine am Strande leicht zu errathen, und aus derselben Ursache wird man auch selten Jemanden am Badestrand von

Etretat sitzen sehen, ausgenommen, er hätte zwei lederne Hosen an. Wie sehr mangelt doch hier das weiche, prickelnde Sandbett von Ostende, durch das man mit nackten Füssen bis in's Meer hineinwaten und sich nach Herzenslust darauf herumwälzen kann! Hier sind die Damen gezwungen, die zarten Füsschen in dicke, schwere Strohpantoffeln zu hüllen, um dem unzarten Eindrucke der Strandkiesel vorzubeugen. Wehe, wenn der Wellenschlag stark ist und die Wasserberge die Badenden niederwerfen und auf den Kieseln herumrollen, als wollten sie die Armen rund poliren, wie sie es mit letzteren thun. Die grossartigen, erhabenen Eindrücke, die man in anderen Seebädern beim erstmaligen Betreten des Meeresstrandes empfängt, sind dann hier wohl ebenso grossartig, allein sie sind nicht erhaben, sondern vertieft und äussern sich nicht auf das empfindsame Gemüth der Badenden, sondern *à posteriori* auf die gleich empfindsamen Rücktheile.

Deshalb sollten die badenden Najaden hier nicht nur ihre Füsschen, sondern geradeso wie Feldflaschen oder Porcellangefässe den ganzen Körper in Stroh hüllen. Glücklicherweise ist die Französin zu kokett dazu. Sie behält lieber den dünnen, durchschimmernden Bade-Anzug und erduldet die Eindrücke, ehe sie sich in so hässlichem Kostüm Papa Neptun in die Arme werfen würde. Die blauen Flecke sind ja dann ohne Bade-Anzug von rechtswegen blos den Blicken eines einzigen Mannes ausgesetzt, und an diesem Einzigen liegt den koketten Frauen gewöhnlich weniger als an den Anderen. Bei ihnen entscheidet die Mehrheit, nicht das Recht.

Es ist übrigens, der steilen Küsten und des tiefen Strandwassers wegen, hier ziemlich gefährlich, allein zu baden. Das Meer tödtet ebenso sehr als es liebkost, und „alleinstehende“ Witwen ziehen es deshalb vor, den alten, aber ewig jungen Meergott aus der Ferne zu bewundern. Wissen sie vielleicht aus Erfahrung, dass es gefährlich sei, mit dem alten Roué aus der Nähe zu liebäugeln? Wissen sie, dass es mit dem Kokettiren allein gewöhnlich nicht abgethan ist, dass man, hingerissen von seiner verführerischen Schönheit und gerührt von seinen leisen flüsternden Schmeichelworten, sich bald entkleidet und in seine Arme stürzt, und — wer weiss — vielleicht gar für immer entführen lässt?

Es muss interessant sein, derartige Entführungsversuche vom sicheren Strande aus zu betrachten, denn um die Badestunde ist Alles, was Etretat an Curgästen besitzt, am Meeresstrande versammelt. Die grösste Zahl der Besucher von Etretat recrutirt sich aus der Pariser Künstlerwelt, und die grössten Sterne des geistigen Himmels von Frankreich, die im Winter über dem Pariser Alltagsleben leuchten, beschliessen ihren winterlichen Kreislauf in Etretat. Eine förmliche Milchstrasse von französischen Kunstgrössen ist hier zu finden, und es ist unnöthig zu sagen, dass der schönste der Planeten, die Venus, zur höchsten Freude aller Gesellschafts-Astronomen, diesen Sternenhimmel in mehrfacher Auflage schmückt. Das Dichterwort sagt wohl: „Wo Stern an Stern sich drängt, da leuchten nur die grössten“, allein es ist blos in Deutschland wahr. In Frankreich tritt die Schönheit an die Stelle der Grösse, und diese Sterne strahlen nicht nur Licht, sondern auch Wärme aus: Licht in Paris, Wärme in Etretat. Wer sich davon überzeugen will, der gehe um finstere Nacht am Badestrand. Er wird da junge

Herzen flammen sehen und Küsse hören. Ist ja die unschuldvolle Liebe den Künstlern doch nicht fremd?

In Etretat wird auch viel gemalt; und deshalb giebt es in der heissen Saison auch viele Modelle hier, die jedoch blos für reiche Maler (und andere reiche Menschen) von Paris herüberkommen. Für Nichtmaler, Nichtkünstler und sonstige beschäftigungslose Menschen dreht sich das Tagewerk von Etretat um das Casino. Unzählige, verschiedene Spiele sind da zum Zeitvertreib und Geldverlieren aufgestellt, und die Müssiggänger jagen da dem Glücke nach, gerade so wie junge Hunde, die im Kreislauf um sich selbst ihrem eigenen Schwanze nachjagen, ohne ihn jemals zu erwischen.

Wenn auch nur wenige Stunden von Havre und Fécamp entfernt, ist Etretat doch noch ein ruhiges, lauschiges Plätzchen, dem das Geschäftsleben, die Eisenbahn und alle in Seebädern so verhassten, modernen Zuthaten ganz unbekannt sind. Nicht einmal ein grösseres Hôtel oder Restaurant ist da zu finden, und die Badegäste sind hier für die Einwohner noch nicht zur Melkkuh geworden, die so lange Milch hergeben muss, als die Saison dauert. Etretat ist noch billig, und gar Viele kommen nicht um des Seewassers und der Luft wegen her, sondern auch um zu sparen. Am Morgen und Abend begegnet man deshalb auch vielen Menschen, die auf einsamen Pfaden wandeln, um dort in Gemüthsruhe ihr Frühstück und Abendbrot zu verzehren. Fette Zeitungen, alte Sardinenbüchsen u. dgl. beweisen das zur Genüge. Nur darf man die Sparsamkeit nicht zu weit treiben, sonst geht es Einem, wie es einem sehr bekannten Künstler erging, der mit seinem Abend-Schinken in der Tasche das Concert im Casino besuchte. Die elegante Welt von Etretat war hier versammelt, und der besagte Künstler traf da auch mit einer Dame zusammen, die ihn bald in eifrige Conversation verwickelte. Nicht lange, so waren sämmtliche Hunde von Etretat um die Beiden versammelt und berochen schwanzwedelnd und angelegentlichst die beiden Sessel. Die Dame erröthete,

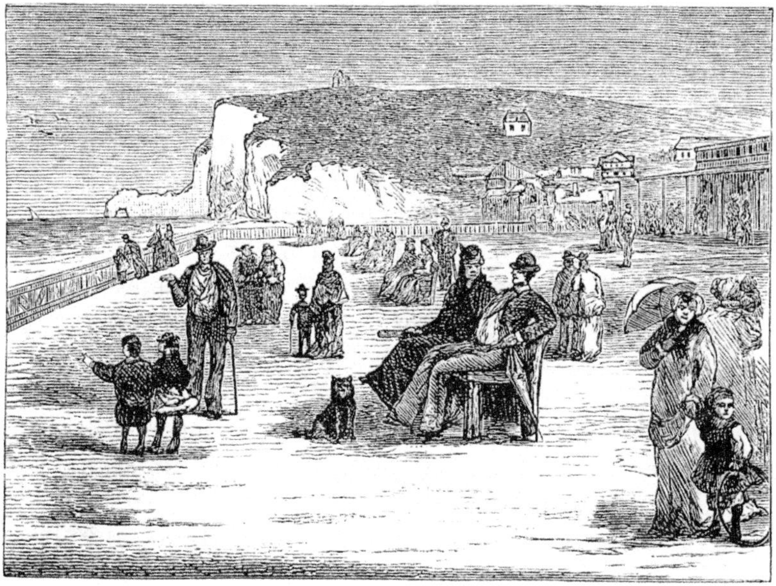

ETRETAT.

der Künstler aber empfahl sich rasch und verschwand mit grossen Schritten, und gefolgt von dem halben Dutzend Hunde, in der dunklen Nacht am Meeresstrande. Es war Musikpause und die zahlreichen Badegäste erwarteten ängstlich, einen Sturz in's Wasser zu hören. Was indessen am Meeresstrande vorgegangen, blieb unbekannt, allein man vernahm alsbald einige Steinwürfe. Gleich darauf kamen die Hunde mit eingezogenem Schwanz zurück. In der nächsten Sitzung des Casino-Directoriums jedoch wurde einstimmig zum Beschluss erhoben, Hunden und mit Schinken behafteten Menschen den Eintritt in's Casino zu verbieten.

Entschieden ist Etretat ein Plätzchen angenehmer Unterhaltung und dabei originell und bedeutend mehr französisch wie die anderen „*Watering places*“ von Frankreich. Trouville und Deauville, Boulogne und Biarritz sind zu international, zu bekannt und besucht, um angenehm zu sein. Etretat ist noch der ungeschliffenste Edelstein in dem Diadem von Seebädern, die sich längs der normannischen Küste hinziehen, und sie ist auch noch nicht, wie Trouville, in das Gold Pariser Bankiers gefasst. Freies Naturleben, ungezwungene Unterhaltung sind hier die Parole, und Bekanntschaften sind leicht geknüpft. Ob es jedoch der rechte Platz ist, Töchter an den Mann zu bringen, weiss ich nicht. Ich glaube nicht, dass hier viele Ehen zu Stande kommen. Wo man im Bade von den Damen so viel Schönes zu sehen bekommt. da will man um mehr, als um die blosse Hand anhalten.

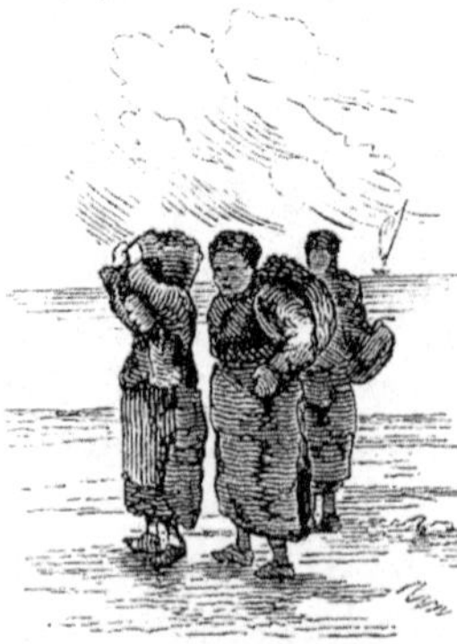

Dieppe.

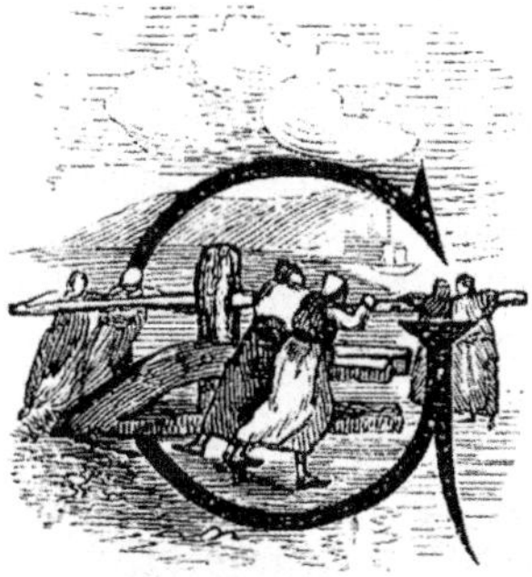

Gar vielen Landratten ist von den hundert Seebädern, die an den Küsten des Continents, von Dänemark bis Spanien im letzten Jahrhundert entstanden sind, Dieppe das liebste. Jedenfalls giebt „man“ ihm, sobald „man“ nicht selber „Dandy“ ist, den Vorzug vor dem eleganten, aber gar zu städtischen Trouville, vor dem romantisch gelegenen, aber zu schöngeistigen Etretat, und vor dem entfernten bonapartistischen Biarritz. Dieppe bietet mehr als alle die genannten Bäder. Es ist eben nicht, wie die letzteren, „erfunden“ worden, nicht eine Sache der Mode, nicht ausschliesslich Seebad.

Es ähnelt mehr Ostende, oder seiner normännischen Zwillingsstadt Fécamp. Trouville und Deauville sind nur Parasiten des Badelebens. Sie sind grossartig und belebt und glänzend im Sommer — aber öde und traurig, verlassen und todt im Winter. Die grossen Hôtels, die palastartigen Villen, die während zweier Monate im Jahre die elegante Welt von

Paris, von Wien und St. Petersburg beherbergen, sind fest verschlossen und unbewohnt. Der weite Badestrand, dieser internationale Schönheitsmarkt, mit all' dem grossstädtischen Leben, das sich auf ihm, allerdings nur in Schwimmhosen und Bademänteln, entwickelt, ist ausgestorben, verödet und ein Spiel der Wellen, als wollte das Meer die vielen Sünden hinwegwaschen, deren Schauplatz „*la place*“ im Sommer war. Die Strassen sind still, wie jene von Ephesus. Trouville und Deauville hören mit einem Worte auf, zu sein, sobald die kalten Herbstwinde über die Dünen streichen. Wie ein bleierner Löwe legt sich der Winter über die beiden Orte und entzieht sie vollständig der grossen Aussenwelt.

Nicht so Dieppe. Der alte Normannenhort schwebt noch zwischen Hafenstadt und Bade-Ort. Dieppe ist so gross, dass es Beides sein kann: im Winter das Eine, im Sommer das Andere. Es hat seine zwei Saisonen. — Je grösser auch Dieppe als Seebad wird, im gleichen Massstabe vergrössert sich auch Dieppe, die Hafenstadt. So halten sich denn beide das Gleichgewicht, und das Leben ist hier das ganze Jahr über, im Sommer wie im Winter, gleich amusant, gleich angenehm. Die Stadt Dieppe dictirt dem Seebade Dieppe seine billigen Preise, das Seebad aber giebt der Stadt wieder Eleganz, modernes Leben, Besuch und Comfort. So ergänzen sich alt und neu, Stadt und Bad; beide zusammen aber sind so gross, dass sie im Stande sind, Theater und Concerte, Clubs und Casinos zu erhalten, wozu allein weder die Stadt noch das Bad ausreichen würde. Es ist eine Art glücklichen Dualismus, wo beide Theile von einander profitiren, etwa nach demselben Principe wie das jenes Juden, der sich beim

Reiten stets nur einen Sporen anschnallte. Er calculirte sehr richtig, dass, wenn er eine Hälfte seines Pferdes sporne, die andere Hälfte ja auch mitlaufen müsse.

Dieppe ist sehr günstig gelegen. Sein Badestrand ist breit und bequem zwischen hohen Klippen eingenistet wie jener von Etretat und dem naheliegenden herzigen St. Valery-en-Caux. Allein er ist dabei nicht so steinig und viel geräumiger. ebener und grossartiger. Dahinter dehnt sich die uralte Stadt mit ihren engen Gässchen und alterthümlichen Häusern und Kirchen aus, und über Alles erhebt sich die verwitterte Felsenfestung, die einst *Henry Quatre* in ihren Mauern beherbergte. Wie sich die Zeiten doch ändern! Einstens gebot das stolze Ritterschloss da droben über die ganze Normandie! Dieppe war der grösste und bedeutendste Hafen von Frankreich — seine Bürger waren die besten Matrosen, seine Burschen die besten Soldaten. Droben standen sie auf den Zinnen im eisernen Harnisch und wiesen jeden Angriff tapfer zurück. Das feste Rabennest war der Mittelpunkt der Stadt — das grösste Leben concentrirte sich hier, und das Wohl und Wehe der Stadt ward einem tapferen Ritter anvertraut.

Das war einst. Jetzt ist an seine Stelle ein — Bade-Director getreten. Die Veste mit ihren dicken Mauern hat ihre Rolle schon seit Jahrhunderten ausgespielt. Sie ist ein Invalidenhaus. An ihrer Stelle trat der prächtige Glaspalast am Badestrande: das *Etablissement des bains* mit seinen grossen Concert-, Conversations- und Spielsälen, und statt einen Angriff von fremden Ländern mit Waffen in der Hand abzuwehren, treten die Einwohner den fremden Ankömmlingen in Frack und weisser Cravate, die

Wohnungsliste und Speisekarte in der Hand, entgegen. Wie friedlich die Zeiten doch geworden sind! Allerdings haben sie ihre Romantik theilweise verloren, aber wer vermisst sie bei dem gastlichen Empfange? Die romantischen alten Herbergen und Matrosentavernen verkriechen sich bescheiden hinter den neuen Hôtelpalästen, und auf dem Boden, den einst die schweren eisernen Schuhe der Hellebardiere betraten, tänzeln heute die dünnen, eleganten Pantöffelchen Pariser Modedamen. In der Nähe der uralten, grauen Thürme, der „deux Soeurs", ist ein moderner „Bazar" entstanden, und der Flaggenmast in seiner Mitte dient nicht dazu, um irgend einen ritterlichen Ankömmling „Salut" zu bieten, sondern mit rother Flagge die günstigste Badezeit anzuzeigen. Aber dieses moderne Leben, das in der nahezu ein Jahrtausend alten Hafenstadt pulsirt, datirt sich hier erst aus der allerjüngsten Zeit — vielleicht seit kaum zwei Decennien. Der erste auswärtige Badegast war niemand Anderer als Miss Berry, Horace Walpole's „Chère amie". Sie war es, die 1790 in einem alten Segelschiff von England herüber kam und die Entdeckung machte, dass Dieppe eigentlich gar nicht die schmutzigste Stadt Frankreichs sei, als die es verrufen war.

Allerdings waren ihre Bemerkungen in jenem weiblichen Tagebuch-Styl geschrieben, der sich an manchen Tagen in lakonischer Kürze etwa in Folgendem zusammenfasst: „Stand auf, ass Frühstück, Mittag- und Abendbrot und ging zu Bett", aber dennoch verfehlten ihre Bemerkungen über Dieppe ihre Wirkung nicht. Geradeso wie einst die Normannen von hier auszogen, um England, mit den Waffen in der Hand, mit Eisen und Stahl zu erobern, so revanchiren sich die Engländer jetzt, indem sie in jedem Sommer die Normandie erobern. Nur sind ihre Waffen nicht aus Eisen, sondern aus viel edlerem Metalle — aus Gold .... Dieppe wird überhaupt von Engländern viel besucht, obschon sich die badende Welt eigentlich aus allen Nationen, aus allen Ständen recrutirt. Leute, welche die *Sans-façon* von Dieppe dem „*Chic*" von Trouville vorziehen. Hübsche junge Französinnen, blonde Töchter Albions, Creolinen und Spanierinnen. Berühmtheiten aller Sorten, Gesangsgrössen wie Adelina Patti und Minnie Hauk, Celebritäten von Geburt, Mode, Feder, Pinsel, ja selbst von Boudoir — wenn auch diese letzteren nicht so stark vertreten sind als anderswo. Und warum auch nicht? — Sind doch die Seebäder für die ganze Welt, warum also nicht für die halbe? Selbst die Chaussée d'Antin und das Faubourg St. Germain sind hier verhältnissmässig bedeutend vertreten. Nur ist hier Alles viel ruhiger und in gedämpfteren Farben. Statt der Diamanten und dem glitzernden Toilettenkram von Trouville findet man hier mehr Solidität. Die Dandies, die Pariser „Calicots", die Londoner „Dodos" und „Jingos" und all' diese mannweiblichen Modepflanzen mit Monocln und Lackstiefeletten, mit Reitgerte und anderen Zuthaten des „dritten" Geschlechts, sie meiden Dieppe, den Bade-Ort mit seiner vornehmen ruhigen Eleganz. Hier spielen die pensionirten Militärs und höheren Beamten, jene Glücklichen, denen bei dem Sternenregen des dritten Empire eine Rosette in's Knopfloch gefallen, eine grössere Rolle. Sie passen auch viel besser für diese alte, städtische Umgebung, diese ruinenhaften Thürme, diese alten Rathhäuser und städtischen Bauten, die den modernen Bade-Ort und die frischen, grünen

Gartenanlagen umgeben, die hier, so nahe am Meere, in der letzten Zeit geschaffen wurden.

Auch der Pferdesport, die grossen internationalen Wettrennen, das Hazardspiel, u. s. w., all' diese Zuthaten des Trouviller Badelebens beschränken sich hier nur auf Diminutiva. Hazardspiel und Wettrennen sind ebenso, wie in Etretat, Villerville oder St. Valery in den sogenannten „Course de Salon" vereinigt, die jedoch entschieden amusanter sind als die Rennen mit lebenden Pferden. Die Rennbahn besteht hier aus einem grossen runden Tisch, auf welchem acht bis zwölf kleine bleierne Pferdchen an Drähten im Kreise herumlaufen. Sie führen die Nummern von 1 bis 12, und das Publikum wählt sich nun aus diesem bleiernen Marstall seine Lieblings-Renner aus, auf deren Nummern ein grösserer oder kleinerer Betrag gesetzt wird. Die Pferde werden hierauf sämmtlich auf einmal durch Federkraft in Bewegung versetzt, und jenes Pferd, das nach mehrmaliger Rotation um den Tisch dem Ziele am nächsten stehen bleibt, hat gewonnen. Entschieden ist dieser Sport für die Pferde sowohl wie für ihre Besitzer mit viel grösserem Vergnügen und viel geringeren Strapazen verbunden, und überall sind diese „Courses de Salon" zu den beliebtesten Spielen geworden.

Die Bäder von Dieppe sind vorzüglich. Die See ist hier nur selten vollkommen ruhig und der Wellenschlag zunächst ziemlich bedeutend, so dass das Bad hier gewöhnlich seine Wirkung nicht verfehlt. In seinem bekannten Republicanismus umfasst das Meer hier mit derselben Brandung gekrönte Häupter wie Künstler und Private, und dieser Republicanismus fängt in Dieppe eigentlich schon mit den Badekostümen an. Während man in Trouville die Salondame, die Künstlerinnen und modernen Dianen an dem Schnitt und der mehr oder minder lebhaften Farbe des Badekostüms erkennt, — während man häufig irgendwo an den letzteren sieben- und neunzackige Kronen aufgestickt findet (selbst wenn man sie gar nicht sucht), herrscht hier in Dieppe auch in Bezug auf dieses nothwendige Kleidungsstück classische Einfachheit und republicanische

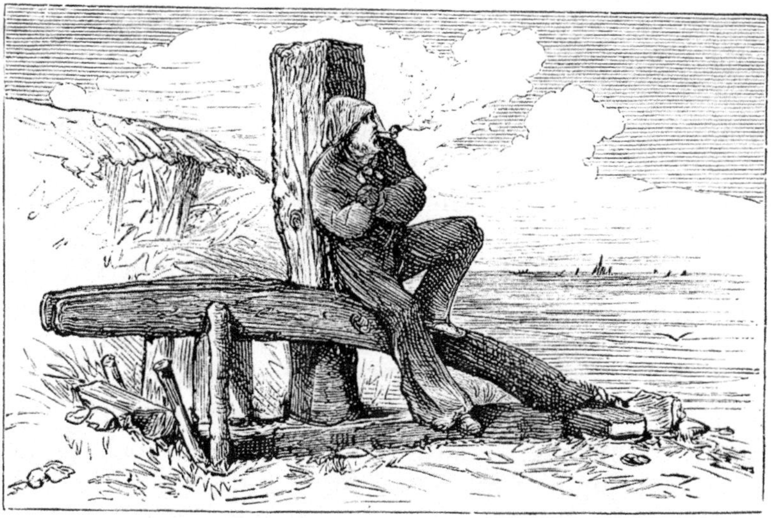

DIEPPE.

Gleichheit. In Dieppe bekümmern sich die Damen noch nicht so sehr um die wasserdichten Mieder, um die Amateur-Bademeister und um — die neu erfundene Schminke, die im Bade nicht abgewaschen wird. Lieber schwimmen die weiblichen Badegäste von Dieppe mit einem Fuss am Grunde, ehe sie sich der „handgreiflichen" Hilfe der Bademeister anvertrauen.

Der grosse Vortheil von Dieppe ist aber, dass sich der Aufenthalt nicht auf das Bad, das Casino und seine Unterhaltungen allein beschränkt. Wie Ostende, so besitzt auch Dieppe ein gutes französisches Theater. Wie Ostende, so ist auch Dieppe als Stadt bei schlechtem Wetter eine willkommene Zugabe zum Bade und gestattet überhaupt mit seinen zahlreichen Wohnungen und Restaurants eine vollständige Absonderung von dem theueren Badeleben. Man kann in der Stadt Dieppe billig wohnen und billig leben, ohne dadurch die Annehmlichkeiten des Badelebens entbehren zu müssen. Wie pittoresk dieses alte Dieppe mit seinen vielhundertjährigen Gebäuden und Kirchen doch ist! Selbst die vornehme Grand Rue mit ihren zahlreichen Elfenbeinläden und den schönen Schnitzereien und Statuetten in den Schaufenstern hat von ihrem alten ehrwürdigen Aussehen noch nichts eingebüsst. St. Jacques, die Kathedrale, stammt aus dem 12. Jahrhundert, und trägt auch ihre zerbröckelte verwitterte Façade das Aussehen der alten Fischerweiber, die an ihrem Fusse Grünzeug verkaufen, so ist sie doch immer imposant und schön an ihrer Gothik. Interessant ist das Bild der Stadt an Markttagen, und so mancher Maler wandert denn hier umher, um die vielen kuriosen Sujets zu Papier zu werfen, die sich ihm bei jedem Schritte entgegenstellen. Die Fischerweiber und Austernsucher aus dem „Pollet“ mit ihren kurzen schwarzen Röcken und ebensolchen Strümpfen, die die prallen Waden mühsam umspannen, mit den molligen Armen und bronzenen Gesichtern, die Männer, wettergebräunt, mit Wachstuchhüten und hölzernen Pantoffeln, den beliebten „Sabots“; die schweren normännischen Pferde mit den dicken

Kummeten, wie die Halskrägen à la Elisabeth, die schweren niedrigen Fruchtkarren und Fischerstände, dazwischen moderne Pariser Dämchen mit aufgeschürzter Schleppe, karirte Engländer und schottische Misses — alles das vereinigt sich zu einem farbenreichen, pittoresken Bilde, das wir denn auch häufig wieder im Pariser „Salon“ durch den Pinsel dieses oder jenes Malers verewigt finden. Aber ihre schönsten Sujets finden diese Letzteren doch an der Küste — am Strande, vor dem Casino: es liegt etwas Unsagbares in den Reizen und der Romantik des Meeres! Es ist anscheinend ewig das Gleiche, ewiges Einerlei, und doch wird man von Tag zu Tag mehr hingezogen. Worin liegt der Zauber, der unser Gemüth beim Anblick des Meeres umfängt? Worin die gehobene Stimmung, in die man versetzt wird? Ist es die schaumgekrönte Wasserfläche oder der weisse Sand zu unseren Füssen? Ist es der Himmel, der sich hier ebenso schön über unserem Haupte wölbt, wie weit im Inlande? Es ist das Zusammenwirken der drei Elemente, zu denen sich zu Zeiten des Sonnen-Auf- und Unterganges das vierte, das Feuer, gesellt! Es ist nicht Schönheit allein, es ist Erhabenheit!

Mag auch die Mythologie das Opfer unseres aufgeklärteren Zeitalters geworden sein, die poetische Natur wird sie fort und fort bewundern und ihre Wahrheit fühlen, wenn sie unter der Einwirkung dieses grossartigen Meeresbildes steht. Liegt nicht in all dem Wüthen der Stürme, im Zucken der Blitze, in den aufgepeitschten Fluthen des Meeres ebenso überirdisch Walten, wie in den Bildern der ruhenden Natur? Und stehen nicht die göttlichen Personen der Mythologie in diesen erhebenden Naturschauspielen wie verkörpert vor uns? Und das Meer, das ewig göttliche, ewig erhabene, warum gab ihm der Geist der griechischen Priester die Mannesgestalt eines Poseidon? Ist das Bezaubernde, das Launenhafte, das Wunderherrliche des Meeres mit seiner heimlichen Anziehungskraft dem Manne ähnlich? Singen nicht die Meerjungfrauen ihr gewaltiges, unwiderstehliches Lied ebenso wie die Loreley? So ist denn auch Venus, die Schaumgeborene, die Loreley des Meeres, und wo sie ruft, da hilft kein Widerstreben. Das erste Mal beim Anblick des Oceans wird man überwältigt. Je länger man es ansieht und das herrliche Bild in sich aufnimmt, desto mehr liebt man es, desto mehr wird man hingezogen. Die Liebe zum Meere wird zur Leidenschaft, ebenso wie Pygmalion's Liebe zu seiner todten Göttin.

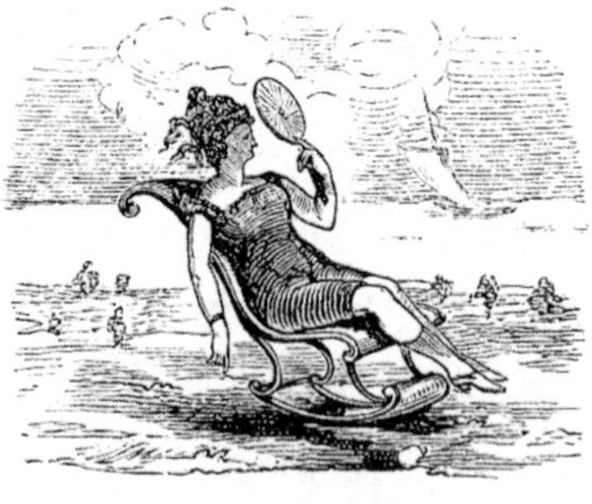

Boulogne sur Mer.

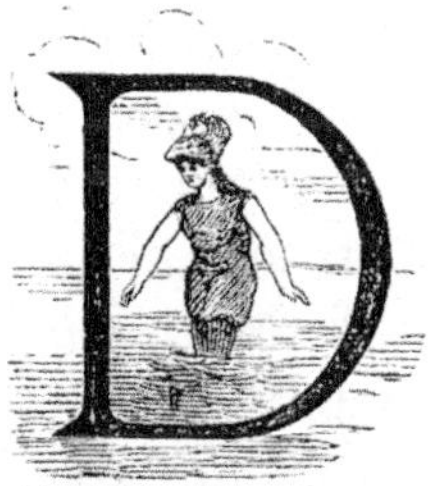

Den Küsten Frankreichs zu schiesst pfeilschnell das Dampfboot. Die Wellen gehen hoch und der Bug des grossen Schiffes wiegt sich in mächtigen Bogen auf und nieder. Die Passagiere taumeln wie trunken hin und her. Die Damen liegen auf den weichen Kissen in der Hinterdecks-Kajüte und geben sich alle Mühe, so gesund und frisch wie möglich zu erscheinen. Aber vergebens. Es sind zumeist schöne junge Französinnen, und die Französinnen können Neptun den Tribut nicht verweigern. Matrosen laufen mit grossen weissen Porcellanschüsseln auf und zu. . . .

Die Ueberfahrt von Folkestone nach Boulogne dauert in der Regel nur zwei Stunden, aber sie dünken dem Fahrenden eine Ewigkeit. Sehnsüchtig hängen seine Augen am Horizonte, und seine Gefühle beim Erscheinen der grauen langgestreckten Küstenlinie der Picardie können leicht mit der Freude verglichen werden, die Columbus gehabt haben musste, als sein *lookout-man* zum ersten Male „Land“ verkündete.

Die grauen Küsten treten immer deutlicher hervor. Man sieht zur Linken in weiter Ferne die senkrecht in's Meer hinabstürzenden Felswände des Cap Grisnez, auf welchem der unglückliche Pilatre de Rozier sein Leben verlor. Zur Rechten verschwindet die Küstenlinie am Horizonte. Gerade in der Richtung des Schiffes sieht man zwei Leuchtthürme neben einander. Sie bezeichnen die Einfahrt in den Hafen von Boulogne. — Von der Stadt selbst erscheinen nur einige Thürme und die prachtvolle hohe Kuppel der Kathedrale von St. Josef. Die steilen Felsen der Küste werden nur durch das Thal des Liane-Flusses durchbrochen, und in diesem Thale, an den beiderseitigen Berglehnen hinauf, liegt Boulogne, so dass die Klippen jede Aussicht auf die Stadt versperren. Wie in Portsmouth, so bewachen auch hier zwei grosse steinerne Thürme im Meere den Eingang zum Hafen. Vor Decennien standen sie noch am festen Lande, aber das letztere konnte dem Andringen des Meeres nicht widerstehen und wurde hinweggespült, während die altersgrauen Martello-Thürme vielleicht auch nicht mehr lange bestehen werden.

Unterhalb der Klippen, auf der linken Seite der Hafeneinfahrt, erblickt man lange Batterien von Badekarren, theils am Lande, theils im Meere selbst stehend. Um sie herum und vor ihnen ergötzen sich die Badenden ... aber die Entfernung ist noch zu gross, um Alles genau zu unterscheiden.

Die Passagiere am Verdeck betrachten mit Freuden die pittoreske Küstenscenerie, und auch ein zartes Dämchen hatte sich aus der Kajüte herausgewagt, um ihr geliebtes Vaterland aus der *vue de Mer* zu betrachten. Aber die Arme hatte entschiedenes Unglück. Kaum hatte sie sich den Armen des garstigen *mal de Mer* entwunden, um in angeborener Eitelkeit ihren erblassten Wangen durch die scharfe, frische Seeluft wieder liebliches Roth zu verleihen, als eine heftige Sturzwelle sie von Kopf bis zu Füssen mit bitterem Salzwasser bespritzt. Sie läuft in die Kajüte zurück und war bis zur Landung des Dampfers nicht mehr zu sehen.

Auf den beiden hölzernen, weit in's Meer hineinreichenden Hafendämmen stehen die Badegäste dicht gedrängt, um die Einfahrt des Falkestoner Passagier-Dampfers mit anzusehen. Sie stehen auch noch längs des „Quai Bonaparte" und des „Quai de Paquebots" und bekritteln Aussehen und Toilette und Bagage der Reisenden. Aber die kümmern sich wenig darum. Sind ja die Meisten von ihnen Engländer! Sie betrachten jetzt lieber die vielen Barken und Yachten, die Dampf- und Segelschiffe in den Hafenbassins, die grossen stattlichen Hôtels am „Quai du Centre" und die hübschen Fischermädchen mit den kurzen Kleidchen und den wohlgeformten Waden.

Das Dampfschiff legt an und über die steile Landungstreppe geht es hinauf durch ein ganzes Heer von himmelblau gekleideten Zollbeamten, Stadtsergeanten, Matelots und Gaffern nach einem der schönen Hôtels. Ein wahres Glück, wenn man Ende Juli ein Zimmer bekommt. Alles ist überfüllt, denn die Saison hat begonnen, und der Engländer nimmt in der Regel einen kurzen Aufenthalt in Boulogne, bevor er nach Paris oder der Schweiz weitergeht.

Boulogne ist wohl eine französische Stadt, aber ein englisches Seebad. Von den dreimalhunderttausend Bädern, die jährlich in Boulogne genommen werden, kommen sicher zwei Dritttheile Engländern zugute. Der Rest vertheilt sich auf die Bewohner des nördlichen Frankreich und Pariser, während Deutsche in Boulogne nur selten getroffen werden.

Die Sehenswürdigkeiten der Stadt reichen theilweise bis in die Römerzeit zurück. Caligula baute etwa eine Meile von der Küste entfernt einen Wachthurm, *la tour d'Ordre.* Die Meile Landes ist verschwunden und der Thurm eingestürzt; seine Trümmer ruhen noch theilweise auf dem Gipfel eines Felsens, dessen Fuss gegenwärtig vom Meere bespült wird.

Dem *tour d'Ordre* nahe steht ein Monument Napoleon des Grossen, die Stelle bezeichnend, wo zur Zeit des Krieges mit England sein Wohnhaus gestanden. Weiter landeinwärts befindet sich ein zweites Monument Napoleon's, das alljährlich von vielen Tausenden besucht wird, ein etwa 200 Fuss hoher Obelisk, mit der Bronzestatue des Imperators obenauf. Sie wurde von der grossen nach England bestimmten Invasions-Armee im Jahre 1804 ihrem kaiserlichen Feldherrn gewidmet.

Die Bewohner von Boulogne sowie der nördlichen Provinzen Frankreichs im Allgemeinen sind auf diese Denkmäler ungemein stolz, wie sie auch heute noch die getreuesten Anhänger der gestürzten Bonapartisten sind. Sie wallfahren zu der Colonne Napoleon und ruhen in ihrem Schatten aus. Hübsche Pflanzungen umgeben den hohen Obelisk und die ganze Anlage zeigt von grosser Pflege und Sorgfalt. Die Colonne Napoleon ist vielleicht das einzige Monument, das so sehr von Engländern besucht wird und doch keine Namensunterschrift oder sonstige Kritzeleien enthält. Die Namen „John Bull“ und „Kieselack“ sucht man vergebens. Dafür befindet sich auch am Eingange eine mit der Unterschrift des Staatsministers A. Fould versehene Tafel, welche in vier Sprachen das diesbezügliche Verbot enthält. Die deutsche Warnung lautet wörtlich folgendermassen: „Der Guardien hat befehlt, alle Deliquenten vor das Gericht zu bringen.“

Die Stadt selbst enthält wohl wenig Merk-

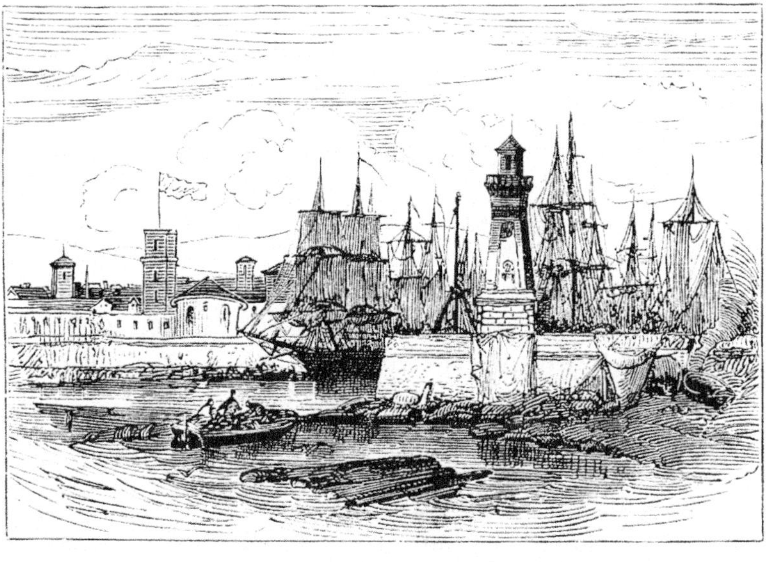

BOULOGNE.

würdigkeiten, doch ist der am Hafen gelegene Theil recht grossstädtisch angelegt, hat prächtige Hôtels und Logirhäuser, schöne Cafés und Restaurants, ein geräumiges Theater mit Opern- und Schauspiel-Gesellschaft, Tanz- und Concertsäle — kurz Alles, was man wünschen kann. Dazu ist das Leben nicht theuer. — Je weiter man aber die Strassen hinaufschreitet, desto mehr verschwindet der günstige

Eindruck, den die schönen Quais, die Grande Rue, Place Frederic, Sauvage u. s. w. auf den Besucher gemacht. Elende Hütten schliessen die schlecht gepflasterten Strassen ein, die sonst nichts als Kirchen und Klöster enthalten. Am Gipfel der Anhöhe erheben sich die hohen Mauern der *haute ville*, der oberen Stadt. Es ist die Citadelle von Boulogne. Durch steinerne alterthümliche Thore gelangt man in das Innere, das ebenso traurig und todt ist wie der umliegende Stadttheil. Man passirt den Place Godefroi de Bouillon, wo der Träger dieses Namens geboren wurde. Eine Seite des Platzes nimmt das Jahrhunderte alte „Hôtel de Ville“ ein, in dessen Hof sich die kleinen Steinthürmchen und Parapets des Beffroi erheben.

In der stillen, wie ausgestorbenen Strasse, welche zu der neugebauten Kathedrale führt, befindet sich das Wohn- und Sterbehaus von Le Sage, dem Verfasser des unsterblichen „Gil Blas“, des „hinkenden Teufels“ u. s. w. Die Inschrift am Hause besagt, dass er in seinem 80. Jahre, anno 1747, verschied.

Die düstere, zu dem fröhlichen Leben am Strande so lebhaft contrastirende Einsamkeit und Stille wird noch durch den Noyeau der Citadelle, eine feste, finstere Burg aus uralten Zeiten, bedeutend erhöht. Jahrhundertelang diente sie als Staats-Rumpelkammer für altes Rüstzeug, bis sie in jüngster Zeit in ein Militärgefängniss umgewandelt wurde. Der erste Gefangene war niemand Anderer als — Louis Napoleon.

Verlassen wir die alte Festung. Hinweg mit den Reminiscenzen an längst vergangene Tage. Der frische, junge Tag, die Gegenwart, das Vergnügen sei begrüsst. Vor der uralten, verwitterten Porte des Dunes schütteln wir den Moderstaub ab und wandern durch die todten Strassen über den Place Navarin dem Meere zu. Ein Zug junger Mädchen, von blassen, interessant aussehenden Nonnen geführt, kommt uns entgegen. Es ist eines der dreiundzwanzig klösterlichen Pensionate Boulognes, in welchen die holden Töchterlein katholischer Engländer in erbaulichem, gottesfürchtigem Lebenswandel erzogen werden! — Arme Geschöpfe! Sie kamen eben vom Seebade herauf, und Jede hatte ihren nassen Bade-Anzug unter'm Arm, die blonden Haare hingen steif über den Rücken und die Toiletten waren in Unordnung. Sie hatten offenbar nicht darauf gerechnet, auf ihrem gewöhnlich so einsamen Wege einem Schwarm junger Männer zu begegnen, die ihnen aus der Ferne verstohlene Kusshändchen zuwarfen. Sie wurden zwar von den Mädchen nicht erwidert, aber roth wurde auch Keine, sondern sie lächelten und dachten sich . . . . .

„Es hat die Rose sich beklagt,
Dass gar zu schnell der Duft vergehe,
Den ihr der Lenz gegeben hat.“

Erinnerten sie sich etwa an diese Worte des Mirza Schaffy? — Wir stehen wieder am Meere. Uns gegenüber, auf der Südseite des Hafens, die grosse Batterie und weiter unten, an ihrem Fusse, der Badeplatz Capecure, wo sich die Badenden nicht erst die Mühe nehmen, viel Toilette zu machen, oder eine Bademaschine zu benützen. Zur Rechten sind das grosse *Etablissement des bains*, die *école de nation*, die *bains du Pavillon Impérial* und eine Menge von Privatbädern. Und im Hafen sieht man:

4*

„Manch' rüstig stolz bewimpelt Schiff,
Manch' morsches Wrack im Sande,
Der Hafen hier und dort der Riff,
Jetzt Fluth, jetzt Ebb' am Strande!"

Zwei Jungfrauen sitzen am Meeresstrande — bis hierher können wir dem Gedichte Anastasius Grün's folgen, aber nicht weiter, denn ich bin überzeugt, wir sehen mehr Jungfrauen als zwei, und die sassen nicht am Meeresstrande, sondern badeten sich und plätscherten in dem seichten Uferwasser, dass es eine Freude war. Herren schwammen um sie herum wie Fische um die Angel, und halfen ihnen tiefer in's Wasser hinein. Andere lagen am Lande und liessen sich ihre Schwimmkleider vom warmen Sonnenstrahl am Leibe trocknen. Verrostete runzelige Badeweiber in blauen, wollenen Schürzen liefen ab und zu und besorgten die Wäsche, Badediener zogen mit ihren Pferden die einzelnen Badekarren in's oder aus dem Wasser.

Trotz all' dem ist der Boulogner Badestrand mit jenem von Trouville oder Fécamp oder Brighton nicht zu vergleichen. Es ist todt. Es giebt hier keine Musik, keine Spaziergänger, keine Reiter, keine Eleganz und — wenig hübsche Mädchen. Das *Etablissement des bains* bietet wohl Alles auf, um Leben in den Bade-Ort zu bringen, aber es kann ihm kaum gelingen. Nach Boulogne gehen nur spleenige Engländer, um auszuruhen, Bäder zu nehmen und solid zu sein. Und sollte dies wirklich der Zweck der Seebäder sein? Sollten wirklich deshalb gerade die Töchterchen und jungen Frauen und Elegants gar so grosse Sehnsucht nach den Seebädern haben? Ich glaub' es nicht.

Der Nachmittag, d. i. die Zeit vor dem Diner, wird gewöhnlich dem „*Matinée musicale*" im Cursalon-Garten gewidmet, und hier, oder auf dem „Sommer-Skating-Ring“, oder im Aquarium versammelt sich die Crême der Boulogner Badegesellschaft. Hier kann man einige hübsche Toiletten, junge Mädchen, interessante Frauen und französische Pensionäre mit riesigen Rosetten im Knopfloch zu sehen bekommen. Aber das ist auch Alles. Hat man keine Bekannten, so wird man Boulogne bald satt bekommen und etwas höher hinauf nach Ostende oder Scheveningen flüchten.

Nur der Abend ist in Boulogne reizend schön, wenn die untergehende Sonne die bergige Stadt und den Hafen schräge beleuchtet, wenn die kleinen Wellen des Meeres goldig erglänzen und das Bild des in „Feuer getauchten“ Himmels sich im Meere wiederspiegelt. Die beiden schwarzen, massigen Wachthürme oder Forts am Eingange in den Hafen contrastiren selten mit der Schönheit der Scenerie.

Ist die Sonne untergegangen, die Dämmerung herangebrochen und etwa auch Neumond da, dann ist der Hafenpier der Lieblings-Aufenthalt des jüngeren Theils der Badegäste. Der lange Damm ist vollständig finster. Nur am Ende steht eine trübe Laterne. Der dienstthuende Zollwächter schläft in seinem Wachthäuschen, und so vereinigt sich denn Alles, um den breiten schönen Hafendamm für Hymens Dienst besonders geeignet zu machen. Ein zärtliches Pärchen nach dem andern huscht an dem schlafenden Zollamts-Apostel vorüber, um im Dunkel der Nacht zu verschwinden. Sie fliehen Alle das Licht. Sie stehen an die Brüstung gelehnt und blicken hinab auf den weissen, phosphorescirenden Wellenschaum, der sich an den mächtigen Pfeilern des Piers bricht; sie ruhen in sanfter Umarmung und flüstern leise Worte der Liebe, sie betrachten die Sterne und seufzen, und wenn das Wachtboot der Douane seine Rundfahrt macht und die hellen Strahlen der Blendlaterne den Hafenpier enfiliren, dann könnte man Vieles sehen — doch der französische Douanier ist stumm und versteht es auch blind zu sein.

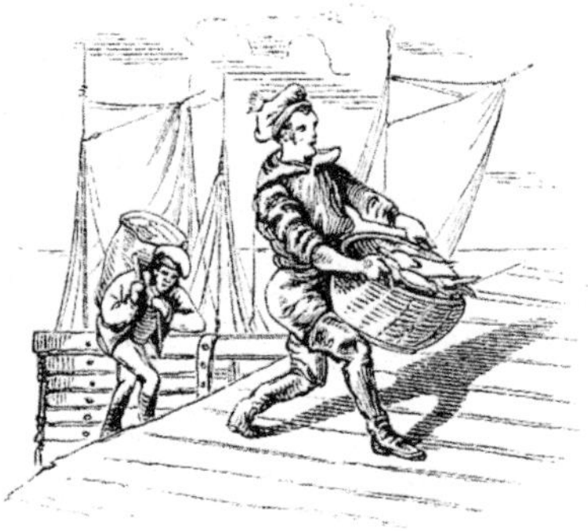

II.

AM STRANDE DER NORDSEE.

Ostende.

Präsentirte uns Menschenkindern Venus, die schaumgeborene, das Meer, so gab ihr die Menschheit als würdiges Gegenpräsent: Ostende. Offenbar hat sich diese Menschheit mit dem Präsent nicht beeilt, denn Ostendes Alter reicht nicht bis in die Mythologie zurück, so sehr man auch während der ganzen Saison von Dianen, Najaden, Seenymphen und — Aphroditen schwärmt. Im Gegentheil, Ostende ist neu. Die Vergangenheit ist ihm nichts, die Gegenwart viel, die Zukunft Alles. Wohl hat der Hafen der Stadt sehr viel Kaiser Josef II. und Napoleon I. zu verdanken, aber das Bad reicht in der Geschichte nicht einmal so weit zurück. Darum zeigt das schöne belgische Bad auch keine Janusgesichter, wie beinahe alle Nordseebäder von Dieppe bis Norderney. Sie alle haben ein altes runzeliges Fischergesicht, das in die Vergangenheit, und ein blühendes junges Mädchengesicht, das in die Zukunft schaut. Ostende hat nur die schönere Seite des Januskopfes. Sieht man es von hinten oder von vorn an, es zeigt uns immer eine neue, vornehme, glänzende Seite.

Wie ein Phönix ist das herrliche Seebad an der Dünenküste Belgiens gleichsam über Nacht aus dem Boden gewachsen. Wer Ostende einige Jahre nicht mehr gesehen hat, der ist jetzt erstaunt über die Grossartigkeit und Schönheit, mit welcher es sich ihm jetzt entgegenstellt.

In verhältnissmässig kürzester Frist hat sich Ostende von einem Seebade zweiten Ranges zu einer Riesen-Karavanserei am Meeresstrande emporgehoben, die an Grossartigkeit nur von Brighton, an Schönheit jedoch von keinem andern Seebade übertroffen wird. Man rühmt das rege, bewegte, kokette Leben von Trouville, in Ostende ist es noch bewegter. Man schwärmt in Norderney von der Schönheit des Meeres; in Ostende ist es noch schöner. Man spricht von der grossartigen Esplanade von Scheveningen; die von Ostende ist noch grossartiger. Es wird in der That kaum an irgend einer Meeresküste der Welt eine schönere (nicht imposantere) Häuserfront mit prächtigeren, stylvolleren Gebäuden geben als jene zwischen den königlichen Villen und der sogenannten „Estacade“, dem Hafendamme von Ostende. Dies sind gleichzeitig die beiden Endpunkte der grossen Esplanade, die einem der prachtvollen neuen Brüsseler Boulevards, an die Meeresküste versetzt, gleicht.

Noch im vergangenen Jahre war der herrliche, breite Steinweg zwischen dem „Hôtel de l'Ocean“ bis zum Pavillon du Phare kahl und nach beiden Seiten hin offen. Heute sind in der Enfilade von Steinpalästen, die sich an seiner Landseite, die Fronten dem Meere zugewendet, während der letzten Monate erhoben, nur wenige Lücken mehr zu finden. Im künftigen Jahre sind auch sie verbaut, und dann ist es mit der Vergrösserung Ostendes in räumlicher Hinsicht vorbei. An ihre Stelle wird die Vergrösserung in pecuniarer Hinsicht — die Preiserhöhung treten.

Diese jüngsten Neubauten Ostendes, die dem letzteren, was Eleganz anbetrifft, entschieden die Hegemonie unter den Seebädern des Continents aufprägen werden, sind nur theilweise zu Hôtels bestimmt. Die Mehrzahl sind Logirhäuser, die schon gegenwärtig für das nächste Jahr vermiethet sind. Der Zudrang zu dem Bade ist in der That grossartig, und ebenso grossartig auch das Leben, das sich tagsüber am Strande, nachtsüber in der Stadt breit macht.

Zahlen sprechen am deutlichsten von dem Wachsthume des Bades. Während die Zahl der Badegäste bisher während der ganzen Saison blos elf- bis zwölftausend betrug, steigt sie jetzt schon nahezu auf das Doppelte. Das ist ja wahrhaft amerikanisches Städte-Wachsthum! Alle Hôtels, alle Villen, alle Fischerhäuser sind überfüllt, und man kann während der *haute Saison* in der That kein Bett zum Schlafen, keinen Tisch zum Essen, keine Cabine zum Baden und kaum ein Plätzchen zum Spazierengehen finden.

Mit solcher Fülle zieht auch gewöhnlich die „verkehrte Welt“ in den Bade-Orten ein. Es gab in der Mitte der Saison Tage, wo die neu Angekommenen am Badestrande spazieren gehen, auf den Betten essen und in den Bade-Cabinen schlafen mussten. Mit einem Wort, Ostende fliesst dann an Badegästen förmlich über, und dieser Ueberschuss lagert sich in Blankenberge, der jungen belgischen Rivalin von Ostende, ab.

Der belgische König hat dem Bade gleichsam seine Sanction ertheilt. Er baute sich zwei herrliche Residenzen auf den die Stadt überhöhenden Dünen, und mit dem König zog auch die moderne Ritterschaft von Geist, Geburt und Geld — die drei „G"'s der vornehmen Welt Belgiens, in das Sommerlager am Strande der Nordsee.

Und dabei ist Ostende auch das internationalste Seebad der Welt. Seine glückliche Lage im Centrum der grossen Nationen Europas hat es dazu geschaffen. Englands Touristen bleiben vor ihrer Reise nach dem Continent in dieser Transit-Station für einige Zeit haften. Ostende ist für die langweiligen, mit Spleen behafteten englischen Giraffen gleichsam die Quarantaine. Es giebt auf der Insel John Bull's sehr Viele, die ihr Gehirn, ihre Reisesäcke, ja selbst ihre Hosentaschen mit Langweile vollgestopft zu haben scheinen, und Jedem, der mit ihnen spricht, ein Bischen von dieser Langweile wie unsichtbaren Impfstoff in's Gehirn prakticiren. Darum ist die Bereitwilligkeit anerkennenswerth, mit der sich die an so ansteckender Krankheit Leidenden freiwillig der Quarantaine unterwerfen.

Die Engländer sind hier die Nullen in der Zahl der Besucher; sie sind der letzteren hinten angehängt und vergrössern diese (besonders was „Cash" betrifft), ohne selbst zu zählen. Die „Einser" in der Besucherzahl sind die Deutschen, denen ja Ostende schon seit langen Jahren ihr Lieblingsbad ist. Sie sind wenigstens zum grössten Theil „Einser" und über die geradlinige Einheit wagen sie sich selten hinaus. Es giebt viele „Einser" in Ostende, aber sie zählen nicht viel. Die Masse macht es, wenn sie dennoch zur Bedeutung kommen.

Die „Dreier“ in der Besucherzahl sind die Wienerinnen; bei ihnen ist Alles rund, Alles. Auch die „Fünfer und Achter“ mit ihren vollen, bauchigen Formen und dem koketten Häubchen, das sie auf ihrem Kopfe tragen, könnten durch die österreichisch-ungarische Damenwelt repräsentirt werden.

Die „Neuner“, die grössten Ziffern in der simplen Bade-Arithmetik von Ostende, sind die Franzosen, d. h. blos die vernünftigen Franzosen, denen Trouviller Moden und Trouviller Promenade-Herrschaft zum Ueberdruss geworden. Aber die Franzosen dürfen nicht vergessen, dass der „Neuner“ eigentlich doch nur aus einer grossen Nulle besteht, der die Araber ein kleines kokettes Schwänzlein angehängt, als sie das Zahlensystem in's Leben riefen.

Und neben diesen „*Grandes Nations*“ wimmeln Schweden und Türken, Spanier und Italiener, so dass die dienstbaren Hôtelgeister dieser vielzüngigen Badegesellschaft wahre Mezzofanti sein sollten.

Diese verschiedenartigen, nach vielen Tausenden zählenden Badegäste sind nun in allen Theilen der hübschen Stadt untergebracht. Ostende ist wirklich eine hübsche Stadt. Von der Esplanade führen elegante, ja grossartige Strassen nach dem Place d'Armes und den Hafenbassins, in denen sich hoch bemastete Schiffe aller Nationen drängen. Im Westen der Stadt, hinter dem grossen „Hôtel de l'Ocean“ (gleich bekannt durch seine „vornehmen“ Preise) befinden sich die ersten Anfänge eines „Parc Leopold“, dessen Bäumchen vorderhand freilich blos wie eine Badener Weichselrohr-Plantage aussehen, die aber „ganz gewiss“ im nächsten Jahrhundert Schatten spenden werden. In den Hauptstrassen, der Rue de Flandre,

Rue Louise. Rue de la Chapelle u. s. w.. sind elegante Kaufläden mit schönen Schaufenstern, in deren Spiegelscheiben sich die weiblichen Badegäste gerne begucken. Es giebt auch hübsche Restaurants, Cafés und ein grossartiges neugebautes Casino am Meeresstrande, das an Eleganz und Grösse mit dem historischen „Pavillion“ zu Brighton wetteifert, und der Badeverwaltung zwei Millionen Francs gekostet hat.

Nun, was thut man denn „eigentlich“ in Ostende? Man thut nichts. Die Langeweile schwebt über dem Nordseebade, aber nicht wie der Drache in Schiller's Gedicht, der die Jungfrauen wie verzuckerte Mandeln verspeiste. Die Langweile in Ostende ist nicht verzehrend. Sie ist eigentlich gar nicht so langweilig, als sie für den ersten Augenblick aussieht.

Man sehe selbst!

Madame Ostende (ich bitte, das Wort französisch auszusprechen) ist, wie wir bereits einmal erwähnten, eine gesunde Flamländerin, der wohl die Brabançonne zum Wiegenlied gedient, die jedoch so viel mit Pariser und Brüsseler Bonvivants verkehrt, dass sie endlich selbst zur koketten Französin geworden, die nur der Gegenwart lebt.

Als solche steht Madame natürlich spät auf, geht spät in's Bad und spät in's Bett. Sie braucht viel Zeit, um Toilette zu machen, und fängt sogar auch an, sich für's Bad eigenthümlich anzukleiden, denn sie weiss recht wohl, dass wahre Schönheit am schönsten gekleidet ist, wenn sie am wenigsten gekleidet ist. Die Bade-Anzüge werden um die Schultern immer weiter und die Aermeln sind zu förmlichen Hosenträgern zusammengeschrumpft. Ein schwacher Kampf noch, und sie ist frei, die Büste, denn *bretelles* reisen gar leicht, wie die Erfahrung lehrt. Und ebenso wie von oben herab, so macht sich die französische Civilisation auch schon von unten hinauf bemerkbar, und da ist es in der That sehr lobenswerth, dass die Bade-Anzüge zwischen beiden noch immer die goldene Mitte einhalten.

Diese letzten fünf Zeilen lassen es ganz natürlich erscheinen, dass die gesammte Männerwelt darnach trachtet, gleichzeitig mit Madame O. in's Bad zu gelangen, und so sind denn zwischen zehn und zwölf Uhr Vormittags die Badekarren sämmtlich vergriffen. Der Badeplatz in Ostende ist reizend schön, weich besandet und zu beiden Seiten von Steindämmen eingefasst, die das Fortspülen des Sandes und das Einreissen der Hochfluth verhindern sollen. Hunderte von Badekarren, gross numerirt und ebenso wie ihre Wärter in strengster Ordnung gehalten, sind da aufgefahren „Man steigt" — so sagt Bädeker — „mit der Badekarte versehen, in „den ersten besten Karren (vorausgesetzt, dass sich „nicht schon Damen beim Auskleiden darin befinden), „vor den alsbald ein (wirkliches) Ross gespannt „wird, welches ihn (den Karren) in's Meer zieht. „Bevor der Karren sich in Bewegung setzt, klopft „der Kutscher mit der Peitsche Einem auf's Dach „(das Dach des Karrens ist damit gemeint), den „Badegast zu benachrichtigen, dass er sich setze. „Beim Aussteigen aus dem Karren merke man wohl „auf die Nummer, damit man bei der Rückkehr „nicht lange zu suchen braucht (oder nicht pudel-„nass seiner Nachbarin in den Karren steigt). Oben „an der Vorderseite des Karrens befindet sich eine „Art Zug, an dem man zieht, wenn man wünscht, „herausgefahren zu werden. Die anrollenden Wellen

„müssen mit dem Rücken aufgefangen werden, was „nach kurzer Uebung gelingt. Ueberrascht die Welle „den Badenden, so überstürzt sie ihn und wirft ihn „auch wohl um. Bei gutem Wellenschlag hat man „kaum angefangen, sich zu erholen, so kommt die „zweite Welle, und so fort. Ist man dem Ufer nahe, „so fühlt man sich bald geborgen, weiter im Meere „aber, wenn auch das Wasser kaum bis zum — „Unterleib reicht, steht unter solchen Umständen „ein Gefühl von Unsicherheit, welches höchst unbe„haglich werden kann.“

Die Regel der Engländer in Bezug auf die Dauer des Bades lautet zwar; „*Three dips and then out*“, aber es giebt Junggesellen in Ostende, die den ganzen Tag lang „dippen“; und das geschieht wahrscheinlich hauptsächlich, um die Damen „dippen“ zu sehen, was mitunter recht ergötzlich werden kann.

Nach dem Allen wird man es begreiflich finden, dass sich zwischen Frühstück und zweitem Dejeuner die elegante Welt zu den Badekarren und in diesen wieder zum Meere drängt. Wer nicht rechtzeitig genug kommt, der muss oft eine Stunde lang auf einen Karren warten, sofern er nicht im „Paradies“, dem westlich des gemeinsamen Badestrandes gelegenen Herrenstrande, baden will. Hinter diesem Paradies liegen auf einer hohen, durch bastionenartige Steindämme geschützten Düne die beiden königlichen Villen, zwei schöne, im modernen Style aufgeführte Gebäude mit der Aussicht auf das Meer, den Strand und — das „Paradies“. — Ob während der Badezeit die Aussicht von da droben auf den Strand und die ungenirt badenden Adamiten auch paradiesisch ist, das weiss Niemand bis auf die Bewohner der königlichen Villen.

Im Paradies von Ostende fehlt Eva gänzlich, und ohne Eva kann Einem, wie die Erfahrung lehrt, selbst das Paradies langweilig werden. Es ist ganz merkwürdig, dass die Evatöchter, die doch ein ganz unbestreitbares Recht auf dasselbe besitzen, im Ostender Paradies nicht zugelassen werden. Es ist dies um so merkwürdiger, als sie in Ostende

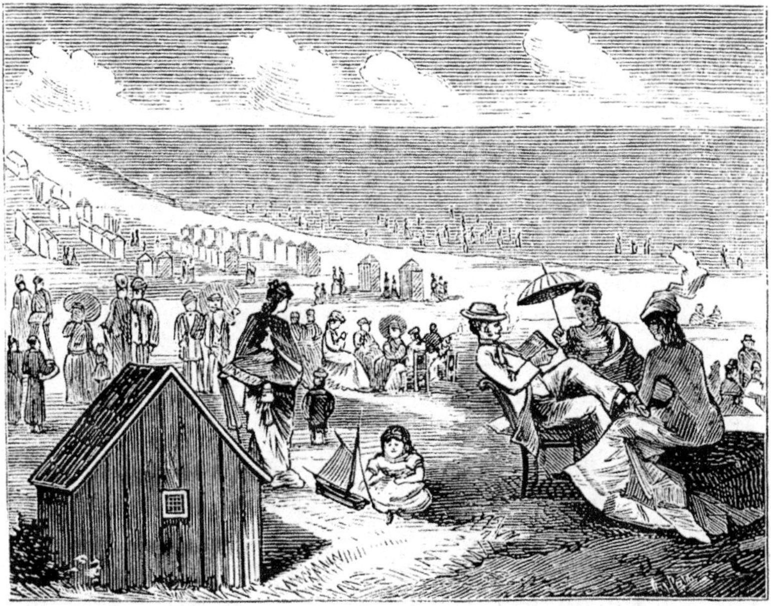

OSTENDE.

durch keinerlei „unangenehmen Zwischenfall" den heiligen Zorn des Erzengels Michael (oder war es Gabriel?) hervorgerufen haben, und sich dazu auch gar keine Gelegenheit bietet, denn in der ganzen Umgebung ist nicht ein einziger Apfelbaum.

Nach dem Bade folgt die Promenade in einfacher und darum auch kleidsamer Morgentoilette auf dem Damme. Diese Promenade ist wichtig, denn sie ist im Bädeker als der Gesundheit zuträglich vorgeschrieben. Gleichzeitig kann man die schöne Welt beobachten, die auf den grossen, offenen, den Damm begrenzenden Veranden und Piazzas ihr Dejeuner einnimmt. Dann erscheint die ganze Esplanade mit ihren zahlreichen, aneinanderstossenden Hôtels und Cercles und Restaurants wie ein einziges „Dining Room", und das Klappern von Teller, Messer und Gabel übertönt das Rauschen des Meeres. Die Esplanade hat gerade so, wie das Meer, seine Ebbe und Fluth. Nur ist die Gesellschaft in Bezug auf ihren Fluthwechsel nicht so veränderlich und vom Monde abhängig wie das Meer.

Sie hat ihre regelmässigen Zeiten. Am frühen Morgen ist Ebbe. Vor dem Bade ist auf der Esplanade Fluth, die sich während der Badezeit an den Meeresstrand hinabzieht, und nach dem Bade auf die Grande Promenade zurückkehrt. Um Mittag tritt lange Ebbe ein, denn die Fluth hält ihr Mittagsschläfchen in den Schlafzimmern.

Die Bademusik ruft am späten Nachmittag die Fluth im Cursalon wieder zusammen. Man nimmt die Musik in Ostende blos einmal des Tages ein. Ob sie Einem gut thut, weiss ich nicht. Trotzdem ist Alles im Cursalon, während die Musik spielt. Alles. Wo kann sich auch das einzelne Tröpflein dagegen sträuben, wenn die ganze Hochfluth dorthin zieht? — Da sitzen sie, all' die Schönheiten von Ostende, und betrachten sich gegenseitig. Es ist ein Strauss von Blumen, wie ihn der grösste Florist der Welt nicht schöner finden könnte. Auch diese Blumen werden alle Tage einmal in frisches Wasser (Seewasser) gesteckt, um sie voll und wohlriechend zu erhalten, nur legt man ihnen dabei Bade-Anzüge an.

Je später es Abend wird, desto mehr tritt die nächtliche, regelmässige Ebbe am Strande wieder ein. Dann aber erscheint an gewissen Tagen die Springfluth des gesellschaftlichen Lebens im Casino der Stadt, am Place d'Armes, wenn man die stark besuchten Bälle in diesem schönen Tanzsaal als „Spring"-fluth bezeichnen darf. Droben wird getanzt, und in den ebenerdigen, hell erleuchteten Sälen des Casino wird Billard und Pharao und L'hombre gespielt und Geld verloren. Droben die Weiber, unten die Männer. Oben werden Liebespfeile abgeschossen, dass sie, wie weiland die Sonne im Thermopylen-Pass, so hier das Gaslicht des Candelabers verdunkeln und die Pärchen im Schatten — tanzen müssen; unten herrscht nicht Amor, sondern der Spielteufel.

Zu diesen Vergnügungen kommen Ausflüge nach dem Leuchtthurme, Concerte, Theater, nächtliche Promenaden. Man muss gestehen, dass Ostende an Vergnügungen aller Art reicher ist als alle anderen Seebäder. Man thut hier absolut nichts und empfindet doch keine Langweile. Auch das gesellschaftliche Leben ist hier viel ungezwungener, viel freier als anderswo, und Bekanntschaften sind leicht geknüpft, leichter jedenfalls, als sie gelöst werden. — Oesterreich-Ungarn ist jetzt schwächer vertreten als sonst, wo eine ganze Colonie Autrichiens am Strande der Nordsee ihr zeitweiliges Hauptquartier aufgeschlagen. Man sagt, sie hätten sich nordwärts nach Scheveningen gezogen. Oder sollte die weiter oben angeführte Ebbe und Fluth des gesellschaftlichen Lebens auch auf ihre Taschen Einfluss haben?

Das gesellschaftliche Leben von Ostende ist viel zu gross, viel zu bewegt, als dass man es hier, auf kurzem Raume schildern könnte. Es bietet für einen Dumas, einen Karr und Emile Zola einen unerschöpflichen Born. Warum kommen sie nicht, daraus zu schöpfen? — „Naturleben" — im Gegensatze zum gesellschaftlichen — findet man in Ostende wenig. Es beschränkt sich auf das nächtliche Herumschwärmen am Badestrande, auf die Betrachtung des hier wunderbar leuchtenden Meeres. Die Fluthwellen wälzen sich feurig glänzend an die Ufer, wie angezündete, mit Spiritus übergossene Schneelawinen. Zarte Pärchen sehen sich dieses Naturspiel am einsamen dunklen Badestrande gerne an. Ich sah selber ein solches Pärchen, als gerade das Streiflicht des revolvirenden Leuchtthurmes auf dasselbe fiel. Sie küssten sich eben und nahmen Abschied von einander, und als sie forteilte, da sah er ihr lange nach. Dachte er vielleicht gerade an die schönen Verse Eugène de Lonlay's:

„Demain trouvera-t-il fidèle
Celle qui reçut ses adieux?" — —

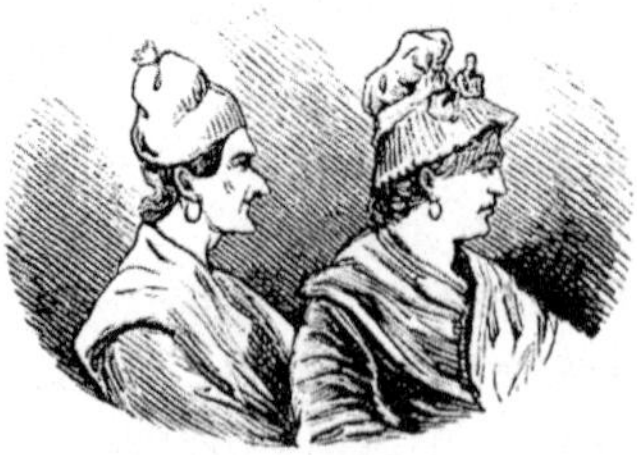

Scheveningen.

Schon häufig wurde die Frage aufgeworfen, welches von den Seebädern der Nordsee das schönste sei. Ebenso leicht wie die Frage, ebenso schwer ist ihre Beantwortung.

Da liegen Ostende, Scheveningen, Norderney — drei nordische Grazien, am Meeresstrande hingegossen, und ich befinde mich in der Lage des Paris, unentschlossen, welcher von den dreien der Apfel zu reichen sei. Die Eine ist eine kalte, nordfriesische Schöne an Hannovers Küsten, die Zweite, Scheveningen, ist die Frucht eines holländischen Fischermädchens mit dem reichen Mynheer aus der Residenzstadt Haag, und „die Dritte, ja die Dritte“ ist, wie bemerkt, eine Flamländerin, der wohl die Brabançonne zum Wiegenlied gedient, die jedoch so viel mit Pariser und Brüsseler Bonvivants verkehrt, dass sie endlich selbst zur koketten Französin geworden. Und dieser Französin, Madame Ostende, würde ich den Apfel reichen.

Betrachten wir heute Scheveningen.

Kein anderer Weg führt nach dem reizenden Hollandbade als der durch Haag — s'Gravenhaage, wie der Holländer sagt.

Die Residenz der Oranier ist eine der angenehmsten Zugaben zu dem Seebade, die man sich nur denken kann. Im Winter ist Scheveningen eine Vorstadt von Haag, im Sommer, während der Saison, ist Haag wieder eine Vorstadt von Scheveningen. Alle Vortheile der Residenz kommen dem schönen Nordseestrande zugute. Sie verleihen ihm einen vornehmen, grossstädtischen Charakter, und wohl nirgends — Trouville, Brighton und Ostende vielleicht ausgenommen — wird man so elegantes Strandleben finden wie auf der kleinen Sanddüne von Scheveningen. Begeben wir uns dahin.

Im Sommer lebt Haag und seine Bevölkerung gleichsam nur von Scheveningen, und überall stehen Miethkutschen und Tramway-Wagen bereit, uns nach dem kaum ein halbes Stündchen entfernten Seebad zu bringen. Ist es möglich, dass man sich hier in der That so nahe der See befindet? Es erscheint uns unglaublich. Ausser einigen kleinen Vorstadtcanälen und dem bekannten Vijver Bassin hat Haag kein anderes Gewässer, und somit nichts, das uns an die See erinnern könnte. Die prächtige Residenz mit ihren breiten, Alleen durchzogenen Strassen und ihren vornehmen Palästen ist mit den herrlichsten Waldungen umgeben, schöner als sie Paris und Wien aufzuweisen haben. Und auf dem ganzen Wege vom Herzen der Stadt verlässt uns das schattige Dickicht nicht, bis wir in Scheveningen eingefahren sind.

Es giebt wenig schönere Wege als diese Fahrstrasse von Haag nach Scheveningen. Eine vierfache Allee von schönen Buchen begrenzt die schnurgeraden, nebeneinander hinlaufenden Wege und gestattet hie und da den Ausblick auf eine Villa oder das Sommerschlösschen irgend eines reichen Mynheer. Im koketten französischen Style erbaut und ein wenig von der Strasse zurückgezogen, sind sie gewöhnlich von den lieblichsten Blumengärten umgeben, zu denen der dunkle Wald den geeignetsten Hintergrund bildet. Die Holländer sind ja nicht umsonst ihrer Blumenpflege wegen berühmt, und hier zu beiden Seiten des schattigen Laubganges — es giebt keine bessere Bezeichnung für die Scheveninger Allee — kann man die schönsten Proben davon erblicken.

Und sind nicht Hollands Töchterchen auch mit Blumen zu vergleichen? Hier in den Gärten sieht man sie, schlank wie die Lilien und schön wie die Rosen, die sie auf dem Busen tragen. Man weiss nicht, wohin sein Auge zuerst wenden. Der Blick fällt von den Blumen auf das lauschige Dickicht zu den Seiten der Allee, um da wieder durch das dunkle Auge einer Schönen gefesselt zu werden, die plötzlich zwischen den Bosquets erscheint oder in einer Equipage vorüberfährt.

Viel zu frühe rollt der Wagen auf das Strassenpflaster Scheveningens. Aber die Unterbrechung ist nur kurz, denn kaum ist man einige Minuten lang zwischen den armseligen, meist einstöckigen Häuschen der Kaizer Straat hindurchgefahren, so hat man auch schon eine gewaltige Düne vor Augen, über die zur Linken ein hoher, roth angestrichener Leuchtthurm emporragt. Zwei oder drei Hôtels mit Veranden und Blumengärtchen stehen zu beiden Seiten der Strasse, die hier, an der Düne angelangt, sich nach Norden wendet und am Fusse dieses langgestreckten, aus losem Sand gebildeten Dammes hinläuft.

Ist das Scheveningen? Enge Gassen mit niedrigen, kleinen Fischerhäuschen, von denen zur Sommerszeit die eine Hälfte zum Vermiethen an unglückliche Badegäste freisteht, während sich in der andern Hälfte des Hauses die Fischerfamilie zusammenpfercht. Zwei alte Kirchen überhöhen die rothen Ziegeldächer der etwa achttausend Seelen zählenden Fischerstadt.

Aber Geduld. Wir haben den Strand, das Meer noch nicht gesehen. Es liegt ja vor uns, und nur noch die Düne trennt uns davon. Also hinüber! Fusstief waten wir durch den losen, feinen Sand, der unter unseren Tritten nachgiebt. Schon erscheinen die Mastspitzen der zahlreichen Fischerbarken, dann eine schwache, kaum zu unterscheidende Linie am Horizont, und da ist das Meer! Da rauscht es und braust zu unseren Füssen hinan, und leckt an dem flachen, schönen Strande empor und schmiegt sich in weitem Bogen an die Düne: Vater Neptun, mit weissem Meeresschaum die Göttin Erde bekränzend.

Wir athmen auf. Nach Nord und Süd, einförmig in Aussehen und Farbe, vom Meere kaum zu unterscheiden, zieht sich die Düne hin wie eine Fortsetzung der mächtigen Wogen des Oceans, von der Erde in ihrer Bewegung gebannt. Graugrünes Hügelland, aufgebaut aus losem, weichem Sande, in welchem sich das stachelige, langhalmige Dünengras mühselig Nahrung sucht.

Zwischen der Düne und dem Meere, auf dem mehrere Steinwürfe breiten Strande, ruht eine ganze Flotte von stattlichen zweimastigen Fischerbooten. Es ist die Armada von Scheveningen, auf der eigenen

Werfte gebaut und hier vom Stapel gelassen. Mit ihren schwarzen Bäuchen und dem breiten, plumpen Stern liegen sie am Trockenen wie todte Walfische. Die Masten sind abgetakelt und nur auf den hohen Spitzen droben flattern die Wimpel lustig im Winde. Fischersleute, Weiber und Kinder, stehen in malerischen Gruppen um sie herum, ein stattliches, kerniges Volk, wie ein Stamm aus Ossian's Zeiten. Sie haben ihre

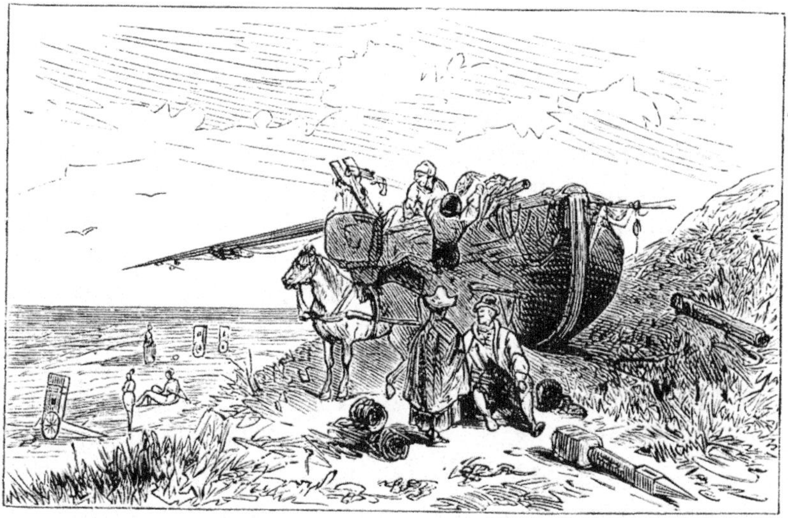

AUS SCHEVENINGEN.

originelle Volkstracht, aber mit ihr auch ihre guten Sitten und ihr ehrbares Leben bewahrt und leben abgeschlossen und zurückgezogen von der sie umgebenden Welt. Ein Glück für sie wie für die Badegäste.

Der Strom der Menschen ist nach Nordost gerichtet. Ist da der Badestrand? Folgen wir.

Ein herrlicher Steindamm — eine Chaussée aus festem Backstein, auf dem losen Dünensand hingemauert, führt am Fusse der Düne entlang — meilenlang und so eben und rein wie das Trottoir einer Grossstadt. Glänzende Equipagen, gezogen von feisten Brabanter Rossen, fliegen auf ihr hin und wider, die schönste Spazierfahrt, die man sich an den Gestaden der Nordsee denken kann. Ueber dieser Strasse, auf dem Kamm der Düne, läuft eine zweite, eben so gut gepflasterte Promenade parallel mit der ersteren. und ausschliesslich Fussgängern gewidmet, gegen Nordost.

Am Ende dieser Promenade erblicken wir einige Steinpaläste. Das ist Scheveningen.

Wie man sieht, sind eigentlich zwei Orte unter dem einen Namen verborgen. Die unbekannte trockene Fischerstadt und das glänzende, weltbekannte Seebad; aber sie berühren sich nicht und meiden sich.

Von allen Seebädern Europas hat keines so viel Aehnlichkeit mit den drei berühmten Seebädern Amerikas wie eben Scheveningen. Es hat dieselbe reiche Gesellschaft, dieselben wenigen, aber geschmackvollen Privathäuser, dieselben grossartigen Hôtelbauten und — vor Allem die Theuerung. Gestehen wir es unverhohlen: Scheveningen ist das theuerste Seebad Europas.

Dieser fashionable Stadttheil — das eigentliche Seebad — ist etwa sechs Minuten von dem Fischerquartier und dem Leuchtthurm entfernt. Alles ist hier elegant und neu. Patchouli und Violet sind an Stelle von Theer- und Fischgeruch — Seide und Spitzen an die Stelle von Wollenzeug und Segeltuch getreten, und auch die Menschen, die in diesen Kleidern stecken, haben gewechselt: der rauhe, wahre, treue Fischermann hat dem feinen — Salonmenschen, die derbe kernige, gesunde Fischerjungfrau der — zarten Weltdame Platz gemacht. Ist der Tausch ein guter?

Eines der ersten Häuser des Bade-Ortes ist der „Pavilijoen", ein zierliches, mit Blumenanlagen und Rosenbeeten eingefasstes Gebäude, das Lustschloss der königlichen Familie, die es zeitweilig besucht. Damit beginnt die stattliche Reihe der fünfzig oder mehr Villen, die hier, auf losem Sand erbaut, die Spitze der Düne krönen. Alles, Fenster, Thüren, Veranden, ist gegen die See hingewendet, und wäre es möglich, so würde man noch die Rückseiten der Häuser der See zukehren, die drunten zu Füssen der Düne braust.

Die grösste und imposanteste Fronte zeigt jedoch das „Grand Hôtel des bains" — *het Badehuis* — von der Stadt Haag vor etwa fünfzig Jahren erbaut und noch gegenwärtig ihr Eigenthum. Die gute Stadt hat damit bewiesen, dass sie ebenso sehr Residenz wie Handelsstadt ist, denn das grosse Etablissement rentirt sich trotz der kurzen, zweimonatlichen Saison vortrefflich. Vom Mittag des 15. Juli bis Mittag des 15. September ist diese Mammuths-Karavanserei bis auf die Dachlucken und Kellerlöcher mit Mynheeren und Mefrouwen überfüllt, und es wäre für den Fremden vergebliche Mühe, sich zu dieser Zeit da einquartieren zu wollen. Die Quartiere werden schon Monate vor Beginn der Saison mit Beschlag belegt, und der Newcomer kann nur durch Zufall ein Bett erwischen, wenn etwa irgend Jemand von der Dienerschaft fortgejagt worden oder erkrankt sein sollte. Der Zudrang zu dem Badehuis ist so bedeutend, dass ein und dasselbe Quartier während ein und derselben Saison von drei oder mehr verschiedenen Familien hintereinander bewohnt wird, die es schon beziehen, bevor noch das Gepäck ihrer Vorgänger herausexpedirt und ihr Patchouli verduftet ist. — Ebenso geht es mit den beiden, an das Badehuis stossenden grossen „Hôtel Garni“ und „Hôtel des Galeries“, so dass man eigentlich dem Geschäftsgeist der Holländer kein besonderes Compliment zu zollen hat. Bei solchem Zudrang wären in England oder Frankreich schon Dutzende neuer Hôtelpaläste entstanden.

Das Badehuis mit seinem prachtvoll gegen das Meer hin geöffneten Hofe und seiner breiten, wohlgepflasterten und mit Hunderten von Tischen und Stühlen besetzten Esplanade ist das Centrum, der Curplatz von Scheveningen. Hier und in den reichen Speise-, Billard- und Concertsälen des Badehuis herrscht tagsüber das bewegteste, eleganteste Leben, zu dem natürlich die vielen hundert, zum grössten Theil aristokratischen Gäste des Hôtels selbst am meisten beitragen. Zu den vortrefflichen Nachmittags-Concerten der Badecapelle versammelt sich jedoch die elegante Welt von ganz Scheveningen, und wo möglich auch noch von Haag, und dann bietet die Esplanade des „Grand Hôtel“ ein Bild, wie es grossartiger, und bewegter vielleicht nur auf den Piers von Brighton getroffen wird. Da sitzen die Mynheeren, die Van's und De's, je nachdem sie altem oder jungem Adel entsprossen, die curiosen Figuren der Amsterdamer Kaufherren und Haarlemer Blumenzwiebel-Züchter mit ihren orientalischen Nasen und ihrer sprichwörtlich nachlässigen Kleidung. Wer würde in diesen kleinen, verschrumpften Yankee-Gestalten die Nachkömmlinge der Helden des spanischen Krieges erblicken! Und doch sind sie nicht nur das, sondern auch die Repräsentanten des heutigen

Holland, die Patrizier von Amsterdam, holländisch in Sprache und Sitten. Und neben und zwischen ihnen sitzen die Modeherren aus Haag, die Partisanen französischer Sprache und französischer Cultur. Von Amsterdam kommen die „Van's", von Haag die „De's", und die Letzten haben in Scheveningen die Oberhand.

Wir winden uns durch die Menschenmenge und eilen weiter. Abermals einige Dutzend hübsch gebauter Villen und endlich ein rother Colossalbau — das letzte Gebäude von Scheveningen in geographischer — sein e r s t e s in gesellschaftlicher Hinsicht. Das Ostend von Scheveningen ist zugleich sein „Westend", denn dieser Colossalbau — das „Hôtel d'Orange" — ist das vornehmste Hôtel des vornehmen Bades und gleichzeitig eines der schönsten Hôtels Europas. Erst seit wenigen Jahren erbaut, ist es das Hauptquartier der deutschen und mehr noch der österreichischen Aristokratie, die Scheveningen in neuester Zeit mit Vorliebe zu besuchen scheint.

Auch „Hôtel d'Orange" hat sich ähnlichen Zuspruchs zu erfreuen, oder wenn man will, ähnlichen Zuspruch zu erleiden wie die beiden anderen Riesenhôtels. Aber dabei sind seine Gäste ebenso sehr gewählt wie seine Preise, denn Salon und Schlafzimmer kosten hier täglich durchschnittlich 30 Gulden holländisch. Herr v. Dingelstedt erzählt uns in seinen reizenden Holland-Skizzen (*Jusqu'à la mer*), dass er im Jahre 1846 mit 100 Gulden monatlich hier vortrefflich leben konnte. Heute würde er dieser Zahl wohl noch eine Null anhängen müssen. Es ist eine Eigenthümlichkeit der Scheveninger Hôtels, dass die zu vermiethenden Piecen gewöhnlich aus Salon und Schlafzimmer bestehen und einzelne

Zimmer nur schwer zu haben sind. Die dem Meere zugewendete Hôtelseite ist ausschliesslich von den Salons. die Rückseite von den zugehörigen Schlafzimmern eingenommen, und zwischen beiden befindet sich der Corridor.

Mit dem „Hôtel d'Orange“ hat Scheveningen vorderhand sein Ende, denn östlich davon erheben sich wieder die steilen, aus losem Triebsand bestehenden und nur mühselig durch dürres Gras zusammengehaltenen Dünen — eine Sahara am Strande der Nordsee.

Hinter dieser schönen, dem Meere zugewendeten Häuserreihe, am innern Fusse der Dünen, läuft wohl noch eine zweite, aus kleinen Sommerhäuschen bestehende Strasse dem Strande entlang, allein das ist nicht mehr das vornehme Scheveningen. Sie kommt uns vor wie das Hintergebäude eines Herrenhauses. Darum still von ihr.

Am Fusse der grossen, breiten Dünen-Esplanade mit der herrlichen, meilenweiten Aussicht auf den Ocean ist der Badestrand, und das ist am Ende die Hauptsache. Weicher, molliger, schöner wie diesen Strand von Scheveningen kann man sich höchstens ein Brautbett oder eine Ottomane mit sammtenen Kissen denken. Nicht ein Steinchen, nicht ein Muschelchen ritzt den nackten Fuss der badenden Dianen — keine gefahrdrohenden Klippen, an denen man Schiffbruch leiden könnte. Diese Klippen sind auf der Esplanade droben, über dem Strande: die blonden Jungfrauen Englands und der Niederlande, an denen schon manches Herz — und die Hôtels, an denen schon manche Börse grausamen Schiffbruch gelitten.

Die Bade-Einrichtungen sind in Scheveningen vorzüglich. Nirgends giebt es bessere Badekarren, nirgends sind sie eleganter, geräumiger, besser bedient als hier. Die sprichwörtliche holländische Reinlicheit reicht bis an den Strand des Meeres; nur eines ist sonderbar, dass man nicht bessere Wege über den fusstiefen, von der Sonne erwärmten Sand nach den Badehäuschen herrichtet. Welche Vorkehrungen die Damen treffen, um nicht den Sand in ihre Stiefelchen und unter die Strümpfe zu bekommen, weiss ich nicht — denn ich bin kein Ehemann. Vielleicht ist eben dieses weichen, tiefen, das Gehen ungemein hindernden Sandes wegen das Strandleben von Scheveningen auf die Bäder und die wenigen Neugierigen beschränkt, die etwa aus der Ferne ihre Angebeteten Dianen in's Bad steigen sehen wollen. Der Himmel möge sie vor jeder Enttäuschung bewahren, denn in Scheveningen wird *sans toilette* gebadet und die nackte Wahrheit steht wenig Damen gut. Alfonse Karre's Ausspruch

„*La décence commence ou finit la beauté*“

hat offenbar nur auf Balltoiletten und nicht auf Bäder Anwendung. Für die Herren ist dieses ungehinderte Baden *entre eux* reizend und viel angenehmer als in den flanellenen Bussgewändern von Ostende. Freilich geht es auch manchem Kammerherrn und Minister hier im Bade gerade so wie Ludwig XIV. auf dem Titelbilde von Thackeray's französischen Sittenbildern, wo der grosse Ludwig *en costume*, dann das Kostüm allein und dann — Gott sei bei uns — er selber allein abgebildet ist. Auch bei ihnen ist man oft versucht, „Gott sei bei uns“ zu rufen.

Von den Damen will ich schweigen. Zum Glück besitzen die Scheveninger Badekarren grosse Leinwanddächer, die von den blauberockten Badeweibern über die Badenden wie Löschhörnchen über Kerzen herabgelassen werden.

Die Unterhaltung, das gesellschaftliche Leben, ist in Scheveningen viel geräuschloser und farbenärmer wie in Trouville oder Ostende. Unter den zwei- bis dreitausend Holländern, Engländern, Oesterreichern und Deutschen, die sich allabendlich auf der herrlichen Esplanade vor dem Badehuis versammeln, zeigen sich allgemein Eleganz, Vornehmheit, selbstbewusster Besitz. Es giebt nur wenig des Aufregenden — keine Bälle, keine Spiele, keine Demimonde — und welcher vernünftige Mensch würde sie wohl vermissen? Man sieht in Scheveningen viele schöne Mädchen, herrliche Gestalten, zu denen die Holländerinnen entschieden das grösste Contingent stellen. Man hat Rubens' Frauengestalten, man hat — freilich in anderer Tracht — die Weiber vor sich, welche dereinst die flämischen Meister zu jenen Kunstschöpfungen begeisterten, die wir heute in den Galerien Antwerpens bewundern. Von Rubens' Modellen wollen wir hier nur die Gesichter gelten lassen, denn wären auch die Körper dieselben, dann würde man in Scheveningen vergebens schöne Mädchen suchen.

An diesen täglichen Concert-Abenden im Badehuis findet man täglich Neues, Schönes zu bewundern. Die Fenster, oder besser Thüren, all der grossen Hôtelfronten sind sämmtlich geöffnet, und die elegante Welt ruht hier in Schaukelstühlen und Fauteuils hingegossen, um zu sehen und gesehen zu werden. Drunten am Strande ruhen Andere in den grossen

Körben von Strohgeflecht, in der Betrachtung der See und des Sonnen-Untergangs versunken — während droben auf der Esplanade die *beau monde* Europas auf- und niederwogt — ein seltsames Pendant zu dem bewegten Ocean — des Meeres und der Liebe Wellen.

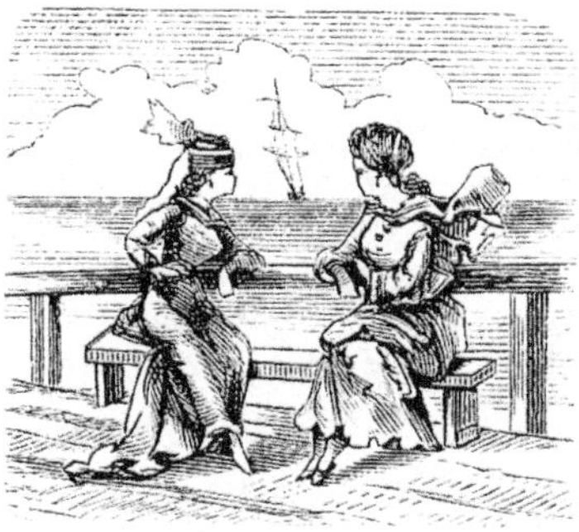

Norderney.

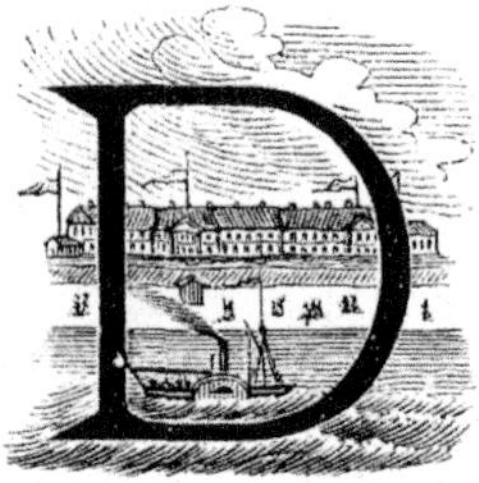

Da drüben, gerade vor uns, unbestimmt und in Nebel verschwommen, bald unter die Wellen tauchend, bald wieder aus ihnen hervortretend, erscheint Land. Man sieht es nicht, man muss es errathen, so flimmern Luft und Wasser, Wolken und Dünen über und in einander. Alles hat dieselbe Färbung, Alles dasselbe Graugelb, das die Strahlen der Sonne wie hellleuchtende, feurige Pfeile durchdringen.

Nur das seegeübte Auge einiger Passagiere des Dampfschiffes hat den langen, niedrigen Streifen Landes entdeckt, der Norderney sein soll. Links, weiter nach Westen, ein gleiches Stückchen Land, eine gleiche graugelbe Sandwelle, von den Meereswellen kaum zu unterscheiden. Es ist Juist, und dahinter verschwimmen die Conturen von Borkum am fernen Horizont.

Der seichte, graugelbe, in kleine Wellen gepeitschte Dollart ist passirt, und die grossen, fliegenden Fische hüpfen und tanzen über den Wogen wie Najaden, uns den Weg nach Norderney weisend.

Ja, da ist die Insel — aber sie gewährt einen traurigen Anblick. Giebt es auf Gottes weiter Erde etwas Trostloseres als eine Düne der Nordsee? Giebt es in den Wüsten Afrikas, in den Llanos von Texas traurigere, ödere Strecken Landes wie jene niedrigen Haufen losen Treibsandes, von Wind und Wellen zusammengeworfen und wieder auseinandergeblasen — ohne festen Boden, ohne Vegetation, ohne Farbe? Fata Morgana spielen neckisch um sie herum, grüne Wiesen mit Viehheerden, ganze Städte und Dörfer erscheinen, aber nur, um die öde Wüste inmitten des Meeres noch öder zu machen. Sie täuschen Niemand, und doch — ist dies ein Traumbild, ist es Wirklichkeit? Man erblickt die rothen Dächer, die Thürmchen einer Stadt, den Leuchtthurm und die Masten eines Hafens — und sie bleiben und schwimmen nicht wie Irrlichter am Horizont umher, — es ist eine Stadt — das Seebad Norderney.

Je näher wir kommen, desto deutlicher tritt es aus dem Horizont hervor. Hier im äussersten Westen der Insel der Badestrand, die grossen Strand-Etablissements, die grünen Baumkronen zwischen den rothen Dächern. Jetzt unterscheidet man sogar die Badekarren, ja einzelne winzige Gestalten am Strande. Gerade vor uns liegt der Hafen mit seiner prächtigen, weit in's Meer reichenden Landungsbrücke und den zahllosen Yachten und Fischerbarken dahinter. Am äussersten rechten Ende der Insel erhebt sich der schlanke Leuchtthurm, den Bremer Dampfern das Wahrzeichen von Norderney.

Unser Fahrzeug landet geräuschlos am Pier, das Gepäck wird auf einen der vielen Wagen gebracht, wir landen. Norderney ist so glücklich, keine

Eisenbahn und damit auch keinen Bahnhof zu besitzen, auf dem sich die Hôtel-Omnibusse, Agenten, Gepäckträger und Commissionäre um den Ankömmling drängen, um ihm unter lautem Anpreisen ihres Hôtels die Bagage aus den Händen zu reissen, und die Ruhe und Ordnung, die man hier gleich beim Landen antrifft, macht auf den Besucher von vornherein einen günstigen Eindruck.

Norderney ist aber auch unter den Seebädern der Welt eines der reizendsten. Es ist kaum glaublich, dass diese vom ewig bewegten Meer angeschwemmten Sandhügel — kahl, todt, ein Spiel der Winde — durch die Kunst des Menschen zu einem so reizenden Eiland umgeschaffen werden konnten, wie es Norderney ist. Man ist angenehm überrascht, entzückt; denn wo hätte man in dem losen, tiefen Sand Gärten und Auen erwartet?

Die Reize des Landes wie der See sind auf diese Art in Norderney vereinigt. Dazu kommt die Nähe des Continents und der tägliche Postverkehr mit demselben, die kurze Seefahrt, die grosse Wohlfeilheit — Alles Vortheile, die den Aufenthalt in Norderney begehrenswerth erscheinen lassen.

Norderney hat ein ganz eigenthümliches Gepräge. Es hat nichts Anderes mit den Seebädern Frankreichs oder Englands gemein als das Meer. Es hat nicht jene grossartigen Hôtelpaläste aufzuweisen wie Scheveningen und Trouville; es hat keine grosse, prächtige, am Meeresstrand angelegte Avenue wie Brighton und Ostende.

Das Meer befahl es so. Der Strand von Norderney ist viel zu sehr seinem ewigen Wüthen ausgesetzt, um die Anlage von Gebäuden gesichert erscheinen zu lassen. Es liegt deshalb am westlichsten Theil der Insel hinter sicheren Dünen verborgen, und wenn es sich damit auch die Aussicht auf das Meer nimmt, so ist es doch im Winter vor den rasenden Stürmen, im Frühjahr vor den verheerenden Springfluthen geschützt.

Dass man in Norderney die See nicht stets vor seinen Augen haben kann, dass man sie nicht von seiner Wohnung, von seinem Lager aus betrachten kann, ist freilich ein sehr bedeutender Nachtheil der Insel, aber sie ist dabei doch so lieblich und angenehm, dass sich der Verlust hier nicht so sehr fühlbar macht.

Der Mittelpunkt der Insel und ihres gesellschaftlichen Lebens ist entschieden das grosse Conversationshaus. Inmitten einer grossen, schönen Parkanlage situirt, wendet es seine imposante Säulenfront einem grossen, blumengeschmückten Rasenplatz zu, auf welchem täglich das Morgen-Concert der Badecapelle stattfindet. Mit seinen Speise- und Concertsälen, Billard- und Lesezimmern könnte man sich das Gebäude eher in die Clubstrasse Londons, nach Pall-Mall, versetzt denken, als hierher auf die kleine Sanddüne der Nordsee.

Südlich von dem stets besuchten, stets lebhaften Conversationshause, durch ein reizendes Rasenparquet mit Blumenbeeten davon getrennt und mit der einen Front dem Meeresarm, dem sogenannten „Watt“ zugewendet, steht das vornehme „Logirhaus“, dessen stattliche Räume einstens zur Sommerszeit von der regierenden Familie Hannovers bewohnt wurden. Mit ihrem Falle gelangte auch das Norderneyer Lustschloss an die preussische Badeverwaltung, und die grossen Salons mit ihrer herrlichen Aussicht „über

Land und Meer“ stehen jetzt den vornehmeren Badegästen der Insel zu Gebote.

Die anderen Seiten der schönen Parkanlagen werden von den Badehäusern und dem einzigen grossen Hôtel von Norderney — dem Bazar — eingenommen, welchen Namen das letztere von seinen vielen in den Parterreräumen befindlichen Kaufläden — dem Bazar von Norderney — erhielt.

Aber damit ist auch die Zahl der bedeutenderen Gebäude der Insel erschöpft. Erst in neuester Zeit kamen noch im Osten der Stadt, hinter dem Herrenbadestrande gelegen, einige Colossalbauten, von der Bremer Baugesellschaft errichtet, hinzu. Vielleicht sind sie, wie in Scheveningen das „Hôtel d'Orange“, der Anfang zur Gründung eines neuern, fashionablen Norderney, östlich von dem alten, ärmlichen gegenwärtigen Fischerdorf gleichen Namens.

Zwischen dem Park und dem Nordstrand der Insel winden sich nun zwei Dutzend mit kleinen, niedlichen Häuschen besetzte Strassen durch den losen Sand, eng, winkelig und zum grössten Theile noch ungepflastert. Hinter dem Conversationshaus hört die Eleganz auf, um erst am sogenannten Weststrand bei dem neugebauten „Strandhôtel“ wieder zu beginnen. Die Stadt selbst hat demnach für den Badegast nur wenig Reiz, und würde ihn der fusstiefe Sand in den Strassen nicht daran gemahnen, so könnte er sich in ein stilles Dörflein im Innersten des Continents versetzt fühlen.

Das „Strandhôtel“, ein grosser Rohbau mit hübschem, der See zugewendetem Glaspavillon, ist mit Ausnahme von zwei oder drei Privathäusern das einzige dem Strande etwas näher befindliche Gebäude, und wie das Conversationshaus, für gesellschaftliche Zwecke bestimmt. Hier in dem neuen Glaspavillon werden täglich die sehr besuchten Abend-Concerte abgehalten, und zu dieser Zeit, inmitten einer glänzenden Gesellschaft, lernt man erst kennen, dass man sich in einem der elegantesten Seebäder des Continents befindet.

Das grösste, bewegteste Leben findet man bei Tage natürlicherweise auf dem Badestrande. Er ist unstreitig einer der Glanzpunkte der ganzen Insel und, neben dem Meer, die eigentliche Quelle des Lebens, der Unterhaltung, der Zerstreuung. Die Hälfte der ganzen Badezeit wird am Meeresstrande zugebracht, und Norderney hat auch alle Ursache, auf seinen Strand stolz zu sein. Von dem Innern der Insel schliesst ihn eine hohe Dünenkette ab, deren höchster Punkt die sogenannte Marienhöhe, ein spitzer Kegel am nordwestlichen Ende der Insel, ist. Ein hübscher Pavillon krönt diesen Hügel und von ihm aus geniesst man die herrlichste Aussicht auf das Meer und die ganze Insel. Zu seinen Füssen, im Westen, befindet sich der Damenbadestrand. Wie in den englischen Seebädern, so baden auch hier die beiden Geschlechter getrennt und ihre Badeplätze liegen etwa eine Viertelstunde von einander entfernt.

Man wird diese strenge Trennung begreiflich finden, wenn man erfährt, dass es in Norderney weder die schweren, unbequemen Flanellkostüme von Ostende, noch sonst ein Kleidungsstück giebt, das Einem im Bade lästig werden könnte, und dass Damen und Herren mit einem Wort sogar ohne Feigenblatt baden, eine Einrichtung, die für den ersten Moment grosses Entsetzen, bei reiflicher Ueberlegung aber desto grösseres Behagen hervorruft. Norderney geht mit dieser vortrefflichen Sitte allen anderen Seebädern voran, denn nur auf diese Weise kann man den Vollgenuss der Meeresumarmung empfinden. In Brighton badet man in Flanellsäcken und noch dazu getrennt, in Ostende in ebensolchen Flanellsäcken, aber zusammen, in Norderney nackt und getrennt, in Trouville halbgekleidet und — zusammen. In Frankreich hat man es also jedenfalls am weitesten gebracht. Verlockt dies nicht zu modernen Sittenbetrachtungen?

Unterhalb der Marienhöhe, im Halbkreise um ihren Fuss herum, liegt, wie gesagt, der Damenbadestrand. Geschah es aus Galanterie oder Zufall, dass man dem schönen Geschlecht auch den schönsten Theil des weiten Inselstrandes widmete? Es giebt wenig Bäder, die einen so vortheilhaft gelegenen, mit so sammetartig weichem Sand bedeckten Strand besitzen wie Norderney. Dazu sind die Bade-Einrichtungen vorzüglich. Die Bademaschinen sind geräumig und besser eingerichtet als in England, die Bedienung durch die rothbehosten Insulaner, diese Zuaven des Nordsee-Strandes, ist aufmerksam und der Preis des Bades gering.

Man ist bei diesen Preisbestimmungen in Norderney vielleicht mit gar zu grosser Genauigkeit verfahren. Es giebt auf der ganzen Insel nichts, von der Wohnung und der Pension erster Classe angefangen bis zu dem Trinkgeld für den Baigneur, keine Ausgabe, die nicht bis auf den Pfennig festgesetzt wäre. Aber diese bis an's Lächerliche grenzende Genauigkeit hat ihre guten Seiten. Man ist schon, bevor man noch den Fuss auf die schöne Insel setzt, seiner Ausgaben vollkommen bewusst, und dieses Preisminimum braucht nicht um einen Sou überschritten zu werden.

Begeben wir uns nach dem Herrenbadestrand auf der Nordseite der Insel, östlich von der Stadt und etwas entfernt von ihr gelegen. Es giebt keine schönere Promenade als jener steinerne Damm, der, unmittelbar am Saum des Wassers hinziehend, die Badeplätze der beiden Geschlechter mit einander verbindet. Die Nothwendigkeit ging hier mit der

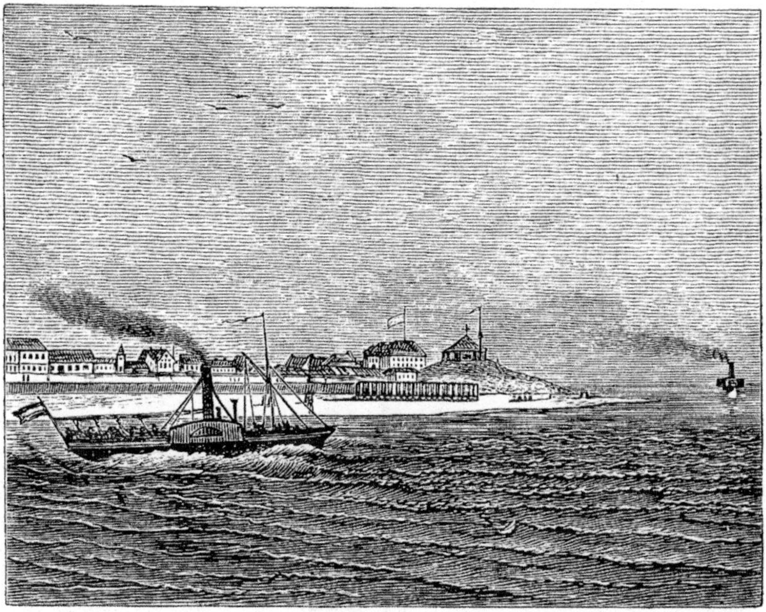

NORDERNEY.

Annehmlichkeit Hand in Hand. Hier war es, wo früher Land und Wasser immer im steten Kampfe mit einander wütheten. Wie eine Festung durch seine Wälle, so war Norderney früher durch eine dreifache Dünenkette vor dem anstürmenden Belagerer geschützt. Alle drei wurden erstürmt, gebrochen, vernichtet. Ja die Wellen begannen schon in die

Insel selbst ganz bedenklich Bresche zu legen. Es war die höchste Zeit, sie durch Schutzmauern vor dem Untergange zu retten, und dies geschah nun durch die Anlage jenes kostspieligen Dammes, der heute seinen breiten Steinrücken aus dem Sande emporhebt, gleichzeitig als Promenade wie als Schutzwehr dienend. Mächtige steinerne Sporne greifen stellenweise weit in's Meer, um so den zwischenliegenden Badestrand vor dem Wegspülen zu schützen.

Auf der ganzen Strecke bis zum Herrenstrand findet man nur zwei Gebäude, die auf dem Uriasposten, am äussern Abhange der Dünen, nahe den Fluthwellen, errichtet wurden. Es sind zwei Restaurationen, die eine — die Victoria-Halle — für die Damen und die zweite — die sogenannte „Giftbude“ — für den Herrenstrand.

Aber diese Giftbude ist besser als ihr Name, der ihr vor Jahren von der muthwilligen Badewelt beigelegt wurde und den sie noch heute mit Ehren trägt. Sie ist das Rendezvous aller Junggesellen von Norderney, und nicht selten gab sie innerlich Denen Stärkung, die sie durch ein kaltes Seebad äusserlich nicht finden konnten. Die Süsswasserquelle, die bei der Giftbude sonderbarerweise in der unmittelbaren Nähe des Meeres ihren Ursprung nimmt, ist zugleich der Styx von Norderney. Denn jenseits beginnt die Unterwelt, auf den Dünenstrand der Nordsee-Insel verpflanzt. „Lass einen Ossian in stiller Mondnacht oder bei donnernder Brandung der Wogen in dieses Sandgeklüfte treten, so wird sein Auge sofort die Geister der Todten wie Nebelgestalten vor sich aufsteigen sehen. Sein Ohr wird ihre Lieder erlauschen und ihre Geheimnisse erspähen.“ Es ist eine Stadt der Todten, denn so manches

Schiff, so mancher Schiffer liegt unter dem Sand der Dünen begraben.

Um diese todte Sandsteppe führt der Weg längs des Meeres nach dem Leuchtthurm und von da an der Südseite der Insel entlang, in steter Aussicht auf das Watt und die unferne Küste Ostfrieslands, wohin man vor wenigen Jahren noch durch den Meeresarm mit dem Postwagen fuhr. Heute ist diese pharaonisch gefährliche Passage über den Meeresarm seltener geworden, denn nicht jedes Fuhrwerk hatte einen Moses mit sich, der, wie einst im Rothen Meere, auch hier den Fluthwellen hätte Einhalt gebieten können.

Damit ist der Rundgang um die Insel beendet. Sie bietet an Abwechslung und Zerstreuung mehr, als man von einem Sandhügel im Meer im besten Fall erwarten könnte, und für den Bewunderer der Natur und Den, der die sommerliche Badesaison sorgenlos verbringen will, eignet sie sich besser als jedes andere Seebad. Das rauschende, bewegte, lärmende Leben fehlt, und man vermisst es nicht. Die grossen eleganten Bälle, die Soiréen etc. werden durch Ausflüge nach dem Lande oder in einem Fischerboot in's Meer hinaus zehnfach ersetzt, obschon sie sich Dem, der sie durchaus wünscht, doch in genügender Fülle bieten.

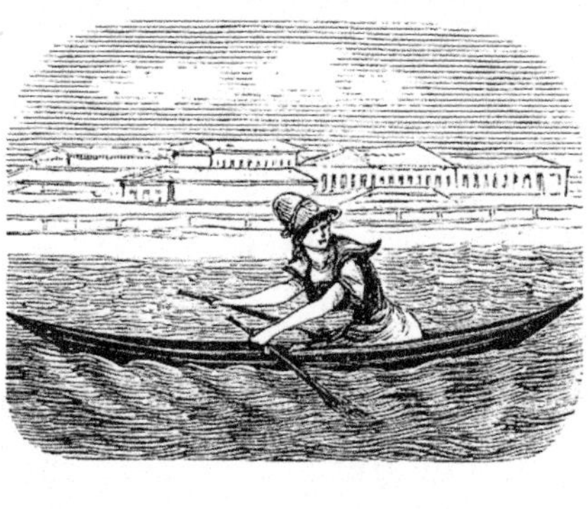

Helgoland.

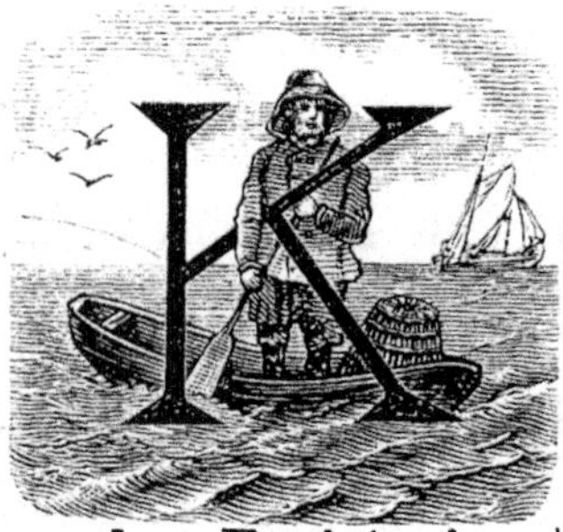

Kein Seebad der Welt hatte sich bis jetzt einer so ausgiebigen Literatur zu erfreuen wie Helgoland. Es ist dasjenige, über das am meisten geschrieben wurde. Es ist eigentlich mehr ein Luftbad als ein Seebad, und für Denjenigen, der im Oberlande wohnt und täglich mehrere Male Treppen auf- und abzusteigen hat, ist es sogar ein Schwitzbad.

Für den reichen, die Bequemlichkeit und Ruhe liebenden Bonvivant ist also Helgoland kein rechter Aufenthalt. Er würde sich hier nicht glücklich fühlen. Die kleine, von jedem Festlande viele Meilen weit entfernte Nordsee-Insel bietet eben nicht denselben Comfort, nicht dieselben Hôtelpaläste, Restaurants, Badeplätze, Concertsalons etc., wie sie Scheveningen und Ostende besitzen. Es ist trotz des zahlreichen Fremdenbesuches eine Idylle geblieben. Wie vor fünfzig Jahren, wo es noch Niemandem einfiel, hierher in's Bad zu ziehen, so ist es noch heute ein Fischerdörfchen von 400 bis 500 Häusern, von denen mit Ausnahme der „Regierungs"-Gebäude kein einziges den Anspruch auf Eleganz machen kann. Die aus Fischern und Lotsen bestehende Bevölkerung mit ihrer originellen Landestracht und ihren schlichten, wahren, patriarchalischen Sitten hat sich nur wenig durch das Zusammenleben mit so vielen Fremden beeinflussen lassen, und wenn sich im Laufe des Jahrhunderts überhaupt etwas verändert hat, so war es die Insel selbst, die im ewigen Kampfe mit der stürmischen See von Jahr zu Jahr kleiner wird. Das Material des Felsen-Eilands, eine Art weicher Sandstein und eisenhältiger rother Thonmergel, kann dem Anprall der Wogen nicht widerstehen, und mancher Felsvorsprung, der noch vor einem Jahrzehnt majestätisch auf die kleinen, winzigen Wellen herabsah, die seinen Fuss umspülten, liegt heute zerbröckelt und zu Sand zerrieben auf ihrem Grunde. — Zu Anfang dieses Jahrhunderts noch stand die heute etwa eine Viertelstunde von dem Hauptfelsen entfernte, von tiefer See umwogte „Düne“ noch mit der Insel im Zusammenhang. Wie lange wird es brauchen, so ist sie ganz verschwunden, und die Insel selbst — —? — Der Kranz von Klippen aber, der Helgoland in weitem Bogen umzieht, und über dem hinweg sich die See selbst bei ruhigem Wetter in scharfen weissen Schaumkämmen bricht, er wird bleiben, selbst wenn der letzte Rest des trockenen Felsgestades in's Wellengrab gesunken ist.

Soweit Vergangenheit und Zukunft. Was ist die Gegenwart? — Mit dem Hamburger oder Bremer Dampfer (von beiden Städten aus werden regelmässige Dampfschiff-Verbindungen unterhalten) sich der Insel nähernd, ist sie schon stundenlange vor der Ankunft dem Besucher sichtbar. Keine Küste der Welt präsentirt sich schon aus weiter Ferne in so malerisch imposanter Weise wie Helgoland. Das hochrothe, nahezu 200 Fuss hohe und vielleicht sechsmal so breite Felsplateau steigt aus den grünen unabsehbaren Meeresfluthen im wahrsten Sinne des Wortes senkrecht empor. Seine oberste Fläche, eben wie ein Tisch und etwas gegen Westen hin geneigt, ist mit einer Rasendecke wie mit hellgrünem Sammt überzogen, und über sie noch erheben sich die Kirche und der hohe Leuchtthurm, wie zur Nachtzeit durch sein Licht, so während des Tages durch seinen blendenden weisen Anstrich leuchtend. Je näher man kommt, desto deutlicher treten auch die rothen Dächer der Häuser am Oberland, und endlich auch das niedrige, den rothen Felsen gegen Osten zu vorgelagerte Unterland hervor. Dann erscheint auch die flache, mit einem hübschen Pavillon gekrönte Düne, ein wunderliebliches Bild. Schöner, vortheilhafter, begehrenswerther zeigt sich dem Seefahrer kein Land der Welt. Bald liegt die Insel in hellem Sonnenlichte gebadet und von den hellgrün schimmernden Wogen umspült, bald zieht ein dichter Wolkenschleier über Land und Meer, die hellen Farben in eintöniges Grau verwandelnd, während die See sich blaugrün düster zwischen Düne und Insel legt.

Noch lange ehe die Bewohner der Insel in unser Sehbereich treten, hat der Leuchtthurmwächter den Dampfer erblickt. — Ein Kanonenschuss hallt dumpf zu uns herüber — das Signal unserer Ankunft. — Wir fahren in den engen Canal zwischen Düne und Insel ein. Die Boote stossen von der Landungsbrücke des Unterlandes ab und kommen auf uns zu, um die Passagiere nach der Insel zu bringen. Und das ist zu Zeiten nicht ohne Gefahr, wenn auch nicht für das Leben, so doch für die Kleider. Die Wellen gehen mitunter — aber glücklicherweise nur selten während der *haute Saison* — höher, als man wünscht, und unter dem Gekreisch der Damen wird da das erste unfreiwillige Seebad genommen. Man sollte sich in Anbetracht dessen lieber gleich von vornherein in Schwimmhosen in's Boot setzen.

Wir landen an der schönen hölzernen Brücke, aber nur, um aus dem Regen in die Traufe zu kommen, denn wir sind an der berüchtigten Lästerallee angelangt, die heute noch wie vor Jahren besteht, und der auch das Einschreiten des englischen Gouverneurs der Insel nicht das ersehnte Ende bereitete. Hunderte von rundbackigen feisten Jungen, in einer legèren — lebhaft an alte Bade-Anzüge erinnernden Tracht drücken sich an das Geländer, um sich als Träger zu offeriren — Hunderte von Insulanern, Männer und Weiber, stehen, eine enge Gasse bildend, am Strande, um ihre Logements anzubieten. Hunderte von Badegästen endlich verlängern diese Gasse noch bis in den Ort hinein, um die Angekommenen zu mustern und zu kritisiren. Hat man diese, für naive Provinzial-Pflanzen wirklich unangenehme moralische Spiessruthengasse passirt, dann befindet man sich in einem Gewirr von engen, krummen, winkeligen Gässchen mit ebenso krummen und kleinen Häusern, deren Fenster die Aussicht überall hin, nur nicht auf das Meer haben. Endlich wird uns in dem hübschen Conversationshause — von den Eingebornen Commissions- oder auch Condolationshaus genannt — ein Zimmer „mit Aussicht auf das Meer“ recommandirt. Wir winden uns durch die engen Gassen und finden in der That ein Zimmer mit allerliebster Aussicht auf die See und die naheliegende Düne, allein mit der schönen Aussicht muss man auch den im Sommer unerträglichen Gestank der faulen Fische mit in den Kauf nehmen. Wir sind Freunde frischer Seeluft, und machen uns also aus dem Staube, um vielleicht im Oberlande schöne Aussicht ohne Fischgeruch zu bekommen. Die hundert und etliche achtzig Stufen der malerisch schönen breiten Treppe sind erstiegen, aber die Stadt am Oberlande ist mit ihren engen Strassen und kleinen Häusern nur eine Fortsetzung der unteren. Ja, es scheint fast, als hätten sie beide einmal am Oberland eine einzige Stadt gebildet und als sei die Hälfte davon nur so *pêle mêle* zweihundert Fuss tiefer in's Meer gesunken. Gott bewahre sie davor, dass sie nicht noch tiefer sinkt! Die beiden Städte ähneln sich sogar bis auf den Fischgeruch. Denn was unten die faulen Fische sind, das sind da oben die langen Stränge von zum Trocknen aufgehängten Seethieren, die man überall in den Höfen und Gärtchen vorfindet, und die bis in den Juni hinein hängen bleiben. In der *haute Saison* freilich legt auch Helgoland sein Sonntagskleid an, und beseitigt sorgfältig Alles, was den Badegästen unangenehm sein könnte. Ob das Motiv dazu Gastfreundschaft oder Speculation ist, hat nichts zur Sache. — Die Wohnung wäre nun gefunden. Betrachten wir das Baden. Der Badestrand der Insel selbst ist hierfür nicht gut geeignet, und die Zahl der Bäder, die hier alljährlich genommen werden, ist ziemlich gering. Der Hauptbadestrand ist auf der bereits erwähnten Zwillings-Insel Helgolands, der sogenannten „Düne“, nach welcher man sich mittelst eines der dazu bestimmten Segel- und Ruderboote über den eine englische Meile breiten Meeresarm bringen lassen muss. Nun kann es an schönen Tagen und bei ruhiger See allerdings kein schöneres Vergnügen geben als diese Fahrt über die glatte, wellenlose Wasserfläche. Allein bei bewegter See — und die letztere ist gar häufig — dürfte sich so Mancher von der Ueberfahrt abhalten lassen und das Bad statt auf der Düne in dem gut eingerichteten Bade-

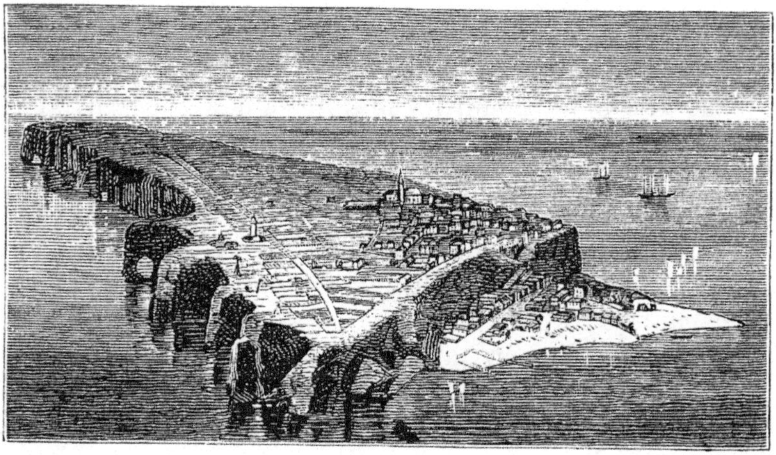

HELGOLAND.

hause auf der Insel nehmen. — Die Düne selbst hingegen ist wie für Badezwecke geschaffen. Eine lange, feste Landungsbrücke empfängt die Ankömmlinge. Für die vorher im Directionsgebäude auf der Insel gelöste Karte erhält man sofort seinen Badekarren und Wärter zugewiesen, und in wenigen Minuten bietet man die aufathmende Brust den hier grösstentheils ziemlich hohen Meereswellen hin. Der Strand ist auf der Westseite eben, fest und mit feinem, nur wenig mit Steinen untermischtem Sand bedeckt. Sollte der Wellenschlag auf der Ostseite der Düne bedeutender sein, so ist es ein Leichtes, die Badekarren nach jener Seite hinzurollen, und dann entwickelt sich dasselbe lebhafte Badeleben auf dem etwas steinigen Ostrande. Ausser ein paar verlassenen Holzschuppen ist der Pavillon — ein gutes, geräumiges Frühstückslocale — das einzige Gebäude der Düne, die in den Wintermonaten, von aller Welt gemieden, vollständig dem Spiele der Wellen überlassen bleibt. Unter allen Umständen ist der langgestreckte, nur wenig über die Meeresfläche erhobene Landrücken mit seinen wüsten Sand- und Steinhaufen eine charakteristische Beigabe der Felsen-Insel.

Helgoland besitzt ausser dieser Düne noch eine zweite — nur bei sehr niedrigem Wasserstande über das Meeres-Niveau hervortretende Sanddüne — der häufige Aufenthaltsort von Seehunden, die hier zu gewissen Zeiten ihr munteres Spiel treiben.

Das Hauptvergnügen, der Hauptreiz des Aufenthaltes in Helgoland concentrirt sich hauptsächlich auf das Felsen-Eiland selbst.

Seine zahlreichen, alljährlich nach Tausenden zählenden Besucher wissen, w a r u m sie Helgoland besuchen. Die Nachtheile der schönen Insel erstrecken sich nur auf die gesellschaftlichen Verhältnisse, auf den Comfort. Aber es giebt glücklicherweise noch Menschen genug, die das reine Naturleben, die Idylle dem behaglichen, weichlichen Luxus vorziehen — und das nicht immer aus Mangel an Mitteln, sondern aus Neigung. In keinem mir bekannten Seebad kann man einige Wochen lang so ungestört sich selbst und der Natur leben und die erhabenen

Naturschauspiele, die Himmel, Land und Wasser in ihrer Vereinigung darbieten, besser geniessen und empfinden wie in Helgoland. Nur muss man selbst ein Stück Himmel in seinem Herzen haben.

Ein Felsen mitten im Meere — wie ein grosses Schiff erscheint er uns, auf den Wogen des unergründlichen Oceans getragen — und wenn wir die steilen Klippen herabblicken und die Wellen betrachten, die an ihnen zu Schaum und Sprühregen zerschellen, dann däucht es uns, als schwankte die Insel gerade so wie die Schiffe, die da drüben in weiter Ferne am Horizonte vorübersegeln und mit ihrem Bug in die Wellen tauchen.

Schon die Atmosphäre — die herrliche Seeluft lässt uns das Herz höher schwellen. Ist es die wunderbare Klarheit und Reinheit der Luft, ist es das sorgenfreie, von den Mühseligkeiten des städtischen Alltagslebens entfernte Dasein, das uns in diese romantische, gehobene Stimmung versetzt? Der Himmel scheint uns hier klarer, der Sonnen-Auf- und Untergang grossartiger, das Licht des Mondes strahlt magnetischer auf die im kühlen Ocean ruhende Insel hernieder — unser Herz erweitert sich mit dem Raum, in dem wir athmen — unsere Seele hat einen höhern Flug.

Aber selbst für prosaischere Naturen, für Alltagsmenschen, bietet Helgoland des Schönen viel. Die Spaziergänge droben am Oberlande sind freilich etwas beschränkt, denn wenn man in gerader Richtung fortmarschirt, so fällt man beim dreihundertsten Schritt über die Klippen hinab in's Wasser. Darum beschränkt sich der einzig mögliche Spaziergang von grösserer Distanz, entweder die Riesentreppen von unten auf's Oberland ein paarmal auf und ab zu klettern, oder auf die Circus-Reiterei am Oberlande im Angesichte des Meeres. Auf weitere Ausflüge mit Wagen und Pferd, ja selbst zu Esel muss man allerdings aus dem einfachen Grunde verzichten, als auf der Insel weder ein Wagen irgend welcher Art, noch ein Pferd zu finden ist. Meister Langohr, der in aller Herren Länder die Strandreiterei patentirt hat, blickt ebenfalls auf die Insel mit Verachtung herab, da sie ja keinen Strand, sondern nur Klippen besitzt. Auch mit Kühen hat es seine liebe Noth. Das spärliche Gras der Klippen ist ihnen nicht fett genug, und nur während der *haute Saison* werden ihrer drei vom fernen Festlande herüber geschafft. Das einzige vierfüssige Gethier auf der Insel sind ein paar Schafe und Ziegen, die dafür Sorge tragen, dass das Gras am Oberland nicht allzu hoch emporwachse.

An Sehenswürdigkeiten. abgesehen von den allerdings einzigen Naturschauspielen — bietet die Insel nichts, absolut nichts. Der grosse Leuchtthurm am Oberlande, die Batterien mit ihren Signalmörsern, das Conversationshaus — alles das ist in der ersten Stunde des Aufenthalts besichtigt, und die Tages-Eintheilung der vielen deutschen und österreichischen Badegäste (andere Nationen sind nur spärlich vertreten) ist demnach ziemlich einfach. Der Vormittag wird im Bade und auf den Fahrten nach und von den Dünen verbracht. Das Diner wird von den meisten Badegästen in den grossen Sälen des Conversationshauses eingenommen und Nachmittags der Caffee im „Strand-Pavillon“ getrunken. Dieser Strand-Pavillon — in unmittelbarer Nähe der Landungsbrücke und der Läster-Allee gelegen — ist entschieden das besuchteste Locale der ganzen Insel, und man verzichtet nicht selten auf das Dessert, um noch rechtzeitig ein Plätzchen im Pavillon zu erringen. Hier concertirt nach dem Diner auch die Badecapelle, und was die Insel an Schönheiten, an Toiletten, an Bonvivants besitzt, das sieht man während des Nachmittags im Strand-Pavillon und auf der angrenzenden Promenade. Nach dem Concert wandelt die Procession der Badegäste nach der dritten Station des täglichen Kreuzganges: nach der Westspitze der Insel, um von den hohen Klippen aus das grandiose Schauspiel des Sonnen-Unterganges zu geniessen. Dies ist der erhabenste Moment des ganzen Tages. Ein Concert oder Spielchen oder Tanz im Conversationshause beschliesst den Abend, und es giebt auch hier Leute, die dieses letztere für den erwähnten „erhabensten" Moment halten. Der Geschmack ist eben verschieden.

Droben im Oberland sind aber einige Locale, die von dem stärkern Geschlecht der Badegäste mit noch viel grösserer Vorliebe frequentirt werden. Da sind hübsche Restaurants, Billards, Kegelbahn — und Biergärten mit den einzigen Bäumen der Insel. In ihnen, versteckt zwischen den Häusern und Mauern, da herrscht oft fröhliche gemüthliche Unterhaltung bis zum späten Abend, und wer den Sonnen-Aufgang auf Helgoland sehen will, der möge getrost eines dieser Restaurants besuchen. Er kommt dann nicht aus den Kleidern und braucht in der frühen Morgenstunde nicht erst geweckt zu werden.

Die eingeborene Bevölkerung der Insel — die Hünengestalten der Fischer, die nordischen, aufgeblühten, schönen Jungfrauen und Weiber — sie mischen sich wenig unter die Badegäste, sie lassen sich durch die sommerliche Hochfluth der Mode, des städtischen Lebens nicht aus ihrem alten Geleise bringen, und es ist interessant, das Inselvölkchen in seinem häuslichen Leben, in seinen Unterhaltungen zu beobachten. Die beiden originellen Ballsäle von Helgoland — „Zum Sonnen-Untergang“ und „Zum grünen Wasser“ benannt — bieten hierzu die beste Gelegenheit, und beide sind weit über die Grenzen der Insel hinaus berühmt. Es sind Bretterbuden, in denen sich allwöchentlich an gewissen Abenden die junge lebenslustige Welt von Helgoland zum Tanze versammelt. Keines von beiden Localen hat Fenster und beide besitzen den schauerlichsten Tanzboden, den man sich nur denken kann. Die Musik bestand früher aus vier Musikanten, die mitsammt ihren Instrumenten aus jener Zeit zu stammen schienen, als die Insel noch zum Festlande gehörte. Die Trompete glich einem Nebelhorn, das bei jedem vierten Tacte einen Ton von sich gab. Das einzige Stückchen, das die guten Leute spielten, wurde mit geringen Modulationen in Tact und Melodie zu jedem Tanz gespielt, ausgenommen den Helgoländer Nationaltanz. D'rum war es ein Glück, dass der gute Besitzer des „Sonnen-Untergangs“ sich eine Drehorgel anschaffte, denn jetzt ist zum mindesten die Variation eine grössere.

Aber das Alles beeinträchtigt die Lustbarkeit nicht, die sich in dem drückend heissen, schweissigen Raume breit und behäbig gehen lässt. Die Besuche der Badegäste werden bei diesen Bällen durchaus nicht etwa als eine Ehre angesehen, und es gelingt nicht Jedem, sich eine Tänzerin unter den vielen schönen Mädchen zu erobern, die den Schmuck der Insel bilden. Hat der Glückliche seinen Rundtanz vollendet, dann ist er noch verpflichtet, den Betrag von 15 Pfennigen (!) per Tanz zu entrichten und als galanter Pseudo-Insulaner seiner Dame eine Limonade anzubieten.

Dass sich auf diesen Tanzböden mitunter die drolligsten Scenen abspielen, lässt sich leicht denken. Die mehrmal wöchentlich stattfindenden Bälle werden deshalb von den Badegästen mit Vorliebe besucht und dauern oft so lange, bis sich über der Devise des Locales, dem „Sonnen-Untergang", der Sonnen-Aufgang erhebt.

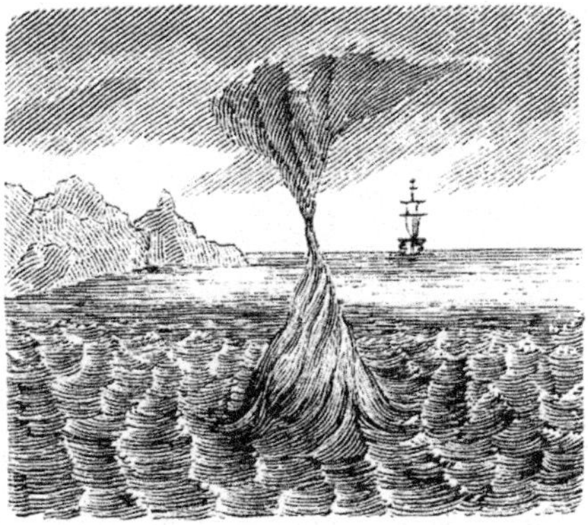

III.

ENGLISCHE BADESKIZZEN.

Brighton.

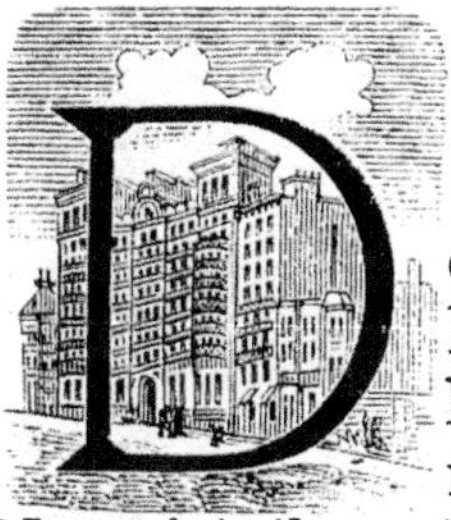

Der Engländer ist eine geborene Wasser-Ratte. Er kann ohne Seewasser nicht leben, und müsste er sich's in Kannen in sein Haus schleppen. Das Meer ist ihm Alles; er regiert es, er hat durch's Meer seinen Reichthum erworben und zeigt sich auch dankbar dafür, indem er alljährlich mindestens einmal an seine Küsten pilgert, ebenso wie der Araber wenigstens einmal im Leben nach Mekka geht. Nur ist ihm die Arbeit freilich viel leichter gemacht als dem Araber, und die Amerikaner pflegen, wenn sie von dem im Verhältniss zu ihrem Continent so winzig kleinen England sprechen, zu behaupten, dass man sich dort in Acht nehmen muss, um nicht in's Meer zu fallen. So weit ist es nun allerdings mit dem durch die anstürmende Brandung des Meeres immer kleiner werdenden England noch nicht gekommen; indessen ist es doch wahr, dass man von London aus bequem in einem Tage Ausflüge an die Küste unternehmen kann. Dieser Umstand hat so manchem armen Fischerdorfe.

das an den kalkigen Gestaden des meerumschlungenen Albion gelegen. zu Pracht und Grösse und Reichthum verholfen, und das deutlichste Beispiel hiervon ist Brighton.

Nehme man die Boulevards von Paris oder die Ringstrasse von Wien. rolle sie auf und setze sie an die flachste Stelle der englischen Seeküste, so hat man ein treues Bild von Brighton. Häuser, Promenaden, Kaufläden, Restaurants, Equipagen und — Abenteurer sind hier wie dort. Brighton ist das grösste Seebad der Welt; mit fast hunderttausend Einwohnern und doppelt so viel Badegästen ist es kaum einem andern Bade der Welt zu vergleichen, und nur Nizza ist für den Süden Europas das, was Brighton für England und den Norden Europas, ja für die ganze Welt ist.

Fast unglaublich erscheint es, dass Brighton vor kaum hundert Jahren noch ein armseliges, kleines Fischerdorf war. An dem „Steyne“, wo jetzt eine grosse, herrliche Fontaine und Chantrey's Statue des Königs Georg IV. von England steht, waren damals die Netze armer Fischerleute zum Trocknen ausgespannt, armer Fischerleute, die mit Todesgefahr den Londoner Fischbedarf aus der See holten. Aber der Freitag blieb den Engländern nicht immer heilig. und als nun gar die protestantische Elisabeth auf den Thron gelangte und die katholischen Fasttage selber nicht beachtete. da fiel es keinem Menschen mehr ein. Fische zu essen. Das Fischerdorf am Meer verarmte allmälig und war nahe daran, von den kahlen. nur mit Haidekraut und Moos spärlich bewachsenen Dünen gänzlich zu verschwinden. Ja, ein Geschichtsschreiber schildert die Umgegend so öde und kahl, dass ein „spleeniger Engländer, der aus Verzweiflung sich hätte hängen wollen, keinen Baum gefunden, um sich daran zu knüpfen".

Da erschien im vorigen Jahrhundert ein Werk von einem berühmten Arzte, der den Londonern den Gebrauch von Seebädern in Brighton anempfahl. London brach sich durch die Wildniss von Surrey Wege, um in Brighton Meerluft zu athmen und am Strande herumzuplätschern, und wo London hinkommt, da bewirkt es auch Grosses. Aus den Wildnissen von Sussex sind die berühmten englischen Farmen, und aus dem armen Fischerdorfe ist Brighton, das Westend von London geworden. Als nun erst Georg IV. im Jahre 1784 den berühmten Pavillon mit einem Kostenaufwande von einer Viertelmillion Pfund hier nach dem Muster des Moskauer Kreml erbaute und mit seinen Gesellen das tolle Leben von London nach Brighton verpflanzte, da war Brighton mit einem Schlage in die Mode gekommen.

„Einer der besten Aerzte Londons, der gütigste, lustigste und stets dem Wohle der leidenden Menschheit gewidmete, ist Dr. Brighton," sagt Thackeray in seinem „*The Newcomes*". Und Thackeray hat Recht; wer an Melancholie, Trübsinn, Spleen und verdorbenem Magen leidet, oder wer ein Plätzchen sucht, um sich von der Dickleibigkeit seiner Börse zu erholen, das Leben zu geniessen und Aufwand zu machen, der gehe nach Brighton. Da findet er die elegante Welt Englands und Frankreichs, ja der Welt, versammelt, im Sommer bis zum Spätherbst den Geldadel und im Winter bis Weihnachten die Geburts-Aristokratie, beide mit allem nöthigen Zubehör.

Brighton liegt am Fusse lehmiger Dünen, auf denen sich selbst das Bilsenkraut schämen würde, aus seinem Samenkörnchen zu kriechen. In ihren Thälern und die Abhänge hinan dehnt sich der ältere Stadttheil aus, während der neue, allein fashionable, am Meeresstrande gelegen ist. Auf drei englische Meilen Entfernung ist hier das Meer von einem prächtigen, steinernen Quai eingefasst, der einige Meter über den Strand hervorragt und an seinem Fusse die weiten Badeplätze mit Hunderten von Badekarren, -Hütten, Kähnen und Yachten enthält. Dieser Quai bildet die weltberühmte „Marine Parade“ von Brighton, mit ihren schönen Squares, Plätzen und Terrassen. Eine Stunde weit und über den eigentlichen Kern der Stadt hinaus, steht hier eine der schönsten Strassenfronten der Welt. Jedes einzelne der vielen hundert Häuser ist im modernsten englischen Baustyle mit Veranden, Balcons, Vorgärten und Mansarden-Dächern erbaut; jedes einzelne drei, vier bis sechs — oder, wie das Grand Hôtel — sogar neun Stockwerke hoch. Auf diese Esplanade münden die einzelnen Strassen der Stadt und vor Allem der sogenannte „Steyne“, eine weite, mit Baumanlagen geschmückte Promenade.

Von der Marine Parade laufen zwei lange, eiserne Landungsbrücken (Piers) in die See hinaus und lenken das Auge des Besuchers vor allem Andern auf sich. Beide haben eine Länge von zwölfhundert Fuss, und während der eine, 1866 eröffnete West Pier in leichtem, chinesischem Styl erbaut ist und auf hohen, gusseisernen Pfeilern ruht, gleicht der andere, schon seit 1823 bestehende Molo, einer langen, imposanten Kettenbrücke. Thackeray hat diesen „Chain Pier“ ebenfalls in den „*Newcomes*“ verewigt. Er sagt dort: „In grossartiger Majestät läuft er in die See hinaus; bei schönem

Wetter an seinem Fusse von kräuselnden, sanften Wellen umspielt, schlägt an stürmischen Tagen die wogende Brandung über ihm zusammen und bedeckt ihn mit weissem, kochendem Schaum.“ Auf dem West Pier kann man für den Betrag von zwei Pence dreihundertfünfzig Meter weit in die See hinaus spazieren gehen; hier kann man den Auf- und Untergang der Sonne in seiner ganzen Pracht und Majestät, mit seiner ganzen effectvollen Wirkung auf Land und Meer, am besten beobachten. Hier kann man die Badegäste in den kleinen Schaluppen am Meere herummanövriren sehen und sich von sicherem Standpunkte aus die Licht- und Schattenseiten des Hin- und Herschaukelns dieser Nussschalen recht lebhaft vorstellen.

Das Hauptleben Brightons zeigt sich hier am Ufer des Meeres auf den beiden Piers, von denen der neue West Pier der besonders bevorzugte ist, auf der Marine Parade und in den Bädern. Hat man erst diese letzteren gesehen, dann lernt man begreifen, warum alle Welt, aber besonders die junge, in die Bäder will. Hunderte von Badekarren oder Bademaschinen, wie sie der Engländer nennt, stehen batterienweise am Ufer, theils im Meere, theils auf dem trockenen Strande. An die Quai-Mauern angebaut sind Bade-Etablissements mit kalten und warmen Douche-Bädern, mit Schwimm-Bassins, eleganten Wartesalons und reizenden Toilette-Zimmerchen.

In diesen letzteren vollziehen sich in den Badestunden Metamorphosen, die jeder Beschreibung spotten. Der strenge Meergott duldet keinen Schein. In seinem Reiche herrscht nur die Wahrheit, aber leider nicht immer die Schönheit. Dieselben Frauengestalten, die noch auf der Morgen-Promenade in der

Anmuth erborgter Reize schwammen, verzaubern sich in diesen Bade-Cabinen plötzlich zu Erscheinungen, die man sehen muss, um an ihre ganze unästhetische Möglichkeit zu glauben. Es war ein Glück, dass in jenen undenklichen Zeiten, als die Göttin der Schönheit, die Schaumgeborene, dem Meere entstieg, die Sitte (oder Unsitte, wie man will) von flanell'nen Bade-Anzügen und Strohhüten noch nicht bestand. Denn wäre Venus mit solchen erschienen, so wäre sie sicher weder Göttin noch Teufelin geworden, und Lied und Sang vom Tannhäuser wäre nie gesungen und erklungen. Die badenden Herren hingegen repräsentiren, je nach Alter und Gestalt mehr die verschiedenen Stufen des Sport, vom Clown bis zum Jockey. Doch diese bunte und unschöne Gesellschaft befindet sich recht wohl in dem nassen Element.

Das Leben und Treiben jener Tausende, die sich zu jeder Tageszeit im Wasser befinden, ist höchst amüsant, und Abertausende von Beobachtern stehen an den Ufern, wenige Schritte von den Badenden entfernt, um das heitere Schauspiel aus grösstmöglicher Nähe zu geniessen. Die Brandung ist in Brighton ziemlich heftig, und bei nicht ganz ruhiger See stürmen die Wellen gewaltig an's Ufer, Badende, Badekarren und Zuschauer mit weissem Gischt bedeckend. Mitunter kommen die tückischen Wasserberge ganz unscheinbar herangewälzt, und ehe man sich's versieht, haben sie die Neugierigsten unter den Zuschauern pudelnass übergossen. Oft werden die Badenden selbst von einer gar zu ungestümen Welle auf den trockenen Strand hingeworfen und befinden sich dann in ihrem sonderbaren Kostüme mitten unter den Zuschauern. An beiden Enden des

Steindammes ausserhalb der Stadt sind auch öffentliche Badeplätze, deren Benützung nur in den frühen Morgen- und späten Abendstunden gestattet ist. Die Bäder sind in Brighton immer belebt, vom frühen Morgen bis zum späten Nachmittage; das regste Leben ist jedoch Vormittags zu treffen. Zwischen und hinter den Seebädern, den tiefen,

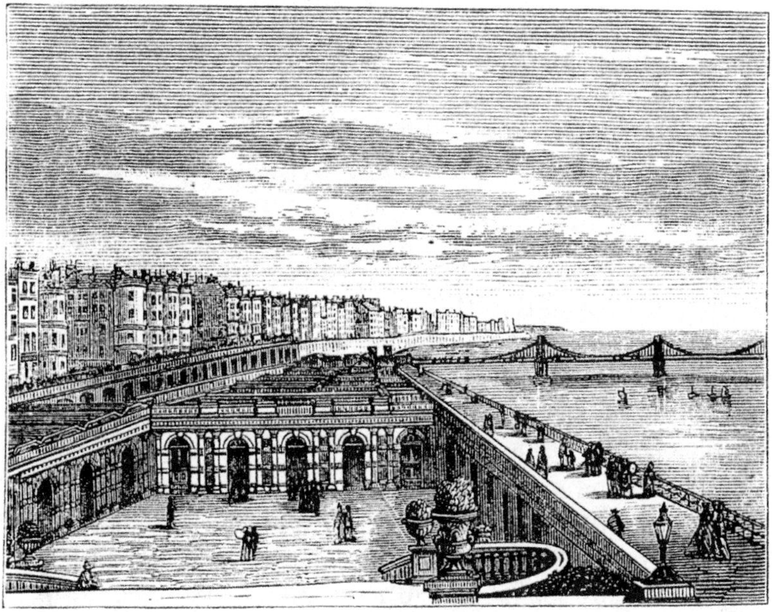

BRIGHTON.

feuchten Sand am Meeresufer festtretend, wogt die Bevölkerung und das Cur-Publikum den ganzen Tag über bis in die späte Nacht hinein. Elegante Damen promeniren, gefolgt von einem Schwarm von Anbetern, an der Küste, ihre langen Kleider vor dem Schmutz des Sandes schützend und dabei ihre Füsschen und ihre bunten, modernen Strümpfe zeigend. Kinder, grosse und kleine, spielen im Sande und mit kleinen, papiernen Schiffchen in dem „Meere“, das sie in den Sand graben; anderwärts werden von alten, sonnverbrannten Badeweibern die Kleinen im Meere gebadet, während die grösseren Jungen und Mädchen mit hoch über die Kniee geschürzten Röckchen und Hosen sich die nackten Beine von den Wellen bespülen lassen. An anderen Stellen liegen auf grossen, über den Sand gebreiteten Plaids junge Damen, mit Aufmerksamkeit die letzte Novelle oder die neuesten Wochen-Journale lesend. Die „German Band“, wie in England die zumeist aus Deutschen zusammengesetzten Musikcapellen heissen, spielt am Ufer oder auf dem äussersten Ende des New Pier die modernsten Operetten-Melodien und Märsche; um sie herum sind Bänke, Stühle und der Sandboden mit andächtigen Zuhörern besäet. Hier landet eine eben von der Spazierfahrt zurückgekehrte Yacht; dort beschäftigt man sich, eine Barke flott zu machen, an der andern Stelle erschallt fröhliches Gelächter: ein Windstoss hat den glänzenden Cylinderhut eines Dandy in's Meer getragen. Während man hier noch lachend das Schaukeln dieses sonderbaren Fahrzeuges auf den Wellen beobachtet, kommt eine Cavalcade junger Mädchen, auf Eseln reitend, einhergesprengt, und die dicke, französische Gouvernante, unter deren bauschigen Kleidern nur der Kopf eines Maulthieres mit seinen langen Ohren sichtbar ist, hat Mühe, ihnen zu folgen. Weiter gegen den Quai zu, an den höheren Stellen des Ufers, sind gebräunte, markige Fischerweiber damit beschäftigt, Badekarren in's Meer zu schieben oder sie der steigenden Fluth wegen etwas weiter herauf an die Ufer zu ziehen.

Bedenkt man nun, dass sich dasselbe tolle Leben auf eine Strecke von drei englischen Meilen und noch darüber hinaus ausdehnt, dass sich dasselbe Leben, und vielleicht noch grossartiger, auf der sich hinter den Badeplätzen erhebenden, langen Esplanade wiederholt, und dass es überall in der Stadt, dem Stadtparke und auf allen Promenaden anzutreffen ist, so kann man sich eine Vorstellung von diesem grössten Seebade der Welt machen.

Am Nachmittage, in den Stunden vor dem Diner, concentrirt sich das Hauptleben auf der gleich einer Terrasse über dem Meere emporsteigenden Marine Parade, und hier ist der Versammlungspunkt der eleganten Welt. Die breiten und mit Bäumen bepflanzten Fusswege sind überfüllt von Damen in den prachtvollsten, reichsten Toiletten; neben ihnen, in der Mitte der Terrasse Wagen auf Wagen, Cabriolets, Phaëtons, offene Landauer, cubanesische Violantes mit den schönsten Damen Englands; ganze Cavalcaden von Reiterinnen auf den berühmten Vollblutpferden Albions, in fröhlicher Unterhaltung mit den sie begleitenden Herren, gefolgt von einem Heere dummstolz aufgeblähter Lakaien, dazu überall Musik, Bewegung und Leben — das ist das Bild der Esplanade, auf welcher sich der Geldadel Englands breit macht. In Ostindien oder auf dem Continent wird's gewonnen, in Brighton zerrinnt's. Was sich der goldprotzige Herr Bankier oder Kaufmann oder Rheder, wie sie dutzendweise in prachtvollen Equipagen hier vorüberfahren, erwirbt, das vertändelt sein reizend schönes, rothhaariges, schlankgewachsenes Töchterlein oder sein hoffnungsvolles Söhnchen, das mit eingeklemmtem Monocle hustend und keuchend vorübereilt, in Toiletten,

Pferden, in allerhand kostspieligen Passionen. Alles, was nicht in der Equipage fährt. dafür aber elegante, man könnte sagen, ballmässige Toilette hat. geht auf den beiden Piers spazieren, die mit ihrem breiten, schönen, parkettartigen Fussboden, mit ihren Musikbanden und Pavillons glauben machen. dass man sich eher in einem Ballsaale, als unter freiem Himmel befinde. Hier wird man die schönsten Mädchen Englands finden; weder in Italien, noch in der Schweiz, noch in London sieht man sie so schön wie auf dem West Pier zu Brighton. Junonische Gestalten mit lang herabfallendem Haar, mit schlanken Taillen und den kleinsten Füsschen, — gewöhnlich Töchter von höheren Militärs oder Beamten, dem niederen Adel, oder von Leuten, die sich „zur Ruhe gesetzt". Die höheren Gesellschaftsclassen, die Earls, Lords und Baronets, kommen erst dann nach Brighton, wenn die Sommer-Saison vorüber ist und das tolle Leben der mittleren Stände sein Ende genommen hat. Die beiden letzten Monate des Jahres bilden für die Aristokratie die eigentliche Saison.

Dass es unter solchen Umständen in Brighton im Sommer wie im Winter nicht an Leben, an Unterhaltung und an Genüssen der verschiedensten Art fehlen kann, lässt sich leicht denken. Brighton besitzt eines der besten Theater Englands, mehrere Concertsäle, Schach-, Schwimm-, Yacht-, Cricket- und Lese-Clubs, wissenschaftliche und gesellige Vereine aller Art und endlich ein schönes Aquarium am Strande des Meeres. Die elegantesten Concerte und Bälle werden in dem schon erwähnten „Pavillon" abgehalten, der nach dem Tode Georg's IV. noch hin und wieder der königlichen Familie zum Aufenthalte diente, seit mehreren Jahren aber der Stadt Brighton gehört, die ihn der Krone für 53.000 Pfund Sterling abgekauft hat. Es ist ein kurioses, in einem verrückten Gemisch von byzantinischem, chinesischem und, Gott weiss, welch' anderem Baustyle errichtetes Gebäude, dessen Banketsaal und chinesische Galerie sich durch ihre Grösse und den Reichthum ihrer Ausstattung auszeichnen. Der Plafond des ersteren stellt den östlichen Himmel mit all' seinen Sternbildern dar, halb verborgen durch das Geäste und die grossen Blätter einer Paradiesfeige, die mit ihren herabhängenden Blüthen und Früchten dem Saale ein eigenthümliches Aussehen verleiht. Was man übrigens selbst in England von dem in einem wohlgepflegten Blumengarten stehenden Gebäude mit seiner kostbaren Reitschule und seinen grossartigen Stallungen denkt, erhellt aus folgenden Worten Walter Scott's, die er einem Freunde schrieb: „Legt Feuer an die chinesischen Stallungen, und wenn der ganze Plunder zusammenbrennt, so wird es nicht allein mich, sondern auch die ganze Stadt von einem Dorn im Auge befreien." Früher oder später wird dieser über elf Morgen bedeckende Bau doch verschwinden müssen, da er gerade vor der Ausmündung zweier Strassen steht und dem Verkehre hinderlich ist. Das Pendant zu diesem Monstre-Gebäude ist das Aquarium, in ähnlichem Style wie jenes von London oder New-York angelegt.

Die Umgebung Brightons entbehrt aller landschaftlichen Schönheit, und es war eigentlich eine sonderbare Idee, diese schöne Stadt an einer Stelle der Seeküste zu erbauen, die nichts als sandige Dünen aufweist. Die Berge, die hinter der Stadt auf einige Hundert Fuss Höhe emporsteigen, sind blos mit kurzem Gras und Haidekraut bedeckt, und alle Versuche, Bäume anzupflanzen, scheitern an der Unfruchtbarkeit des Bodens. Brighton entbehrt deshalb fast jedes schattigen Plätzchens, und der Volksmund charakterisirt es mit den Worten „*wind, glare and fashion*“ (Wind, Sonnenglanz und Mode).

Brighton wird von seinen Curgästen auch „London am Meere“ genannt. Das ist es in der That, so lange dieser Vergleich sich auf das Westend Londons bezieht, denn das Eastend der Hauptstadt mit seinen Tenement-Häusern, seinen armseligen, schmutzigen Strassen und seinen zerlumpten, halbverhungerten Bewohnern wird man in Brighton vergebens suchen. Die Bewohner Brightons sind nichts als die Parasiten des Badelebens und sind dadurch wohlhabend geworden. Auch die städtische Verwaltung befleissigt sich mit ungemeiner Rührigkeit, und keine Opfer werden gescheut, um den Aufenthalt hier so angenehm als möglich zu machen. Die Folgen davon sind der stets nach Hunderttausenden zählende Fremden-Verkehr und der stets wachsende Reichthum dieser „Königin der Seebäder“.

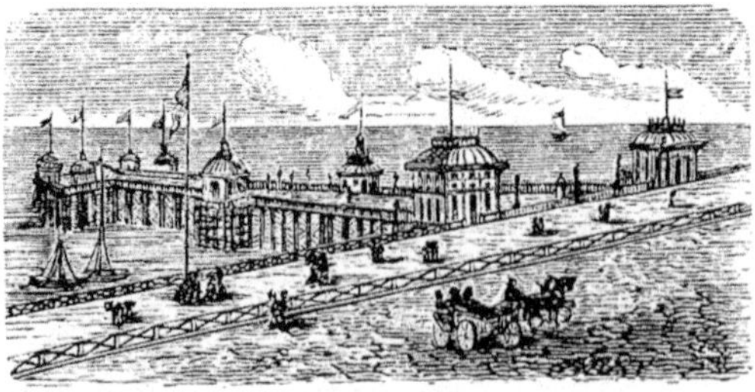

Die Insel Wight.

Die Engländer behaupten, ihr Vaterland besitze im verjüngten Massstabe alle Schönheiten Europas; das Hochland von Wales ist ihre Schweiz, Cumberland ihr Salzkammergut und ihr Italien ist die Insel Wight. Es gehört wohl einige Phantasie dazu, die Schönheiten des britischen Inselreiches mit jenen Europas zu vergleichen, doch Wight hält einen Vergleich mit so mancher herrlich gepriesenen Gegend des Continents aus. Auf Wight vereinigen sich die landschaftlichen Reize von Hampshire, die wilden Felsenriffe und Klippen der schottischen Küsten, die Vegetation des hohen Nordens wie jene des Südens und das milde, angenehme Klima Madeiras machen es thatsächlich zu dem „Garten von England“, wie Wight von den Engländern gerne und mit Recht genannt wird. Ungeachtet ihrer geringen Ausdehnung bietet die Insel mehr Abwechslung als so manches grosse Königreich; sie ist überreich an idyllischen Scenerien mit dem üppigsten Pflanzenwuchs, gleichwie an schroffen Felspartien ohne alle

Vegetation, überreich an angenehmen Spaziergängen im Innern, wie an den sandigen Gestaden des Meeres und auf dem Rande der Klippen, deren Höhe in Europa nirgends übertroffen wird. Wie die Insel von der Natur so reichlich ausgestattet wurde, so hat auch die Menschenhand im Laufe der Jahrhunderte viel geschaffen. Die Geschichte Englands, zum Theil ihr traurigster Abschnitt, ist mit dem Eilande innig verknüpft, und heute noch sprechen die romantischen Ruinen zerfallener Abteien und Kirchen, die altersstolzen Thürme so mancher Burg von jenen Tagen, in welchen die Insel Wight eine grössere Bedeutung hatte als heute, wo sie nichts ist als ein angenehmes Seebad im Sommer und der Aufenthaltsort für Invaliden im Winter.

Es ist dies genügend und für die Bewohner der Insel sicher von grösserem Nutzen, als das kriegerische Leben in den früheren Jahrhunderten; statt von römischen und gallischen Kriegern wird die Insel jetzt von Curgästen belagert; an die Stelle der alten Burgen kamen Hôtels, Lustschlösschen und Villen; die ehemaligen Ringmauern und Wälle umgeben jetzt herrliche Parks und Gärten. Es sind indess auch auf Wight Gascogner zu finden, und es ist gut, sich von der Insel nicht zu grosse Vorstellungen zu machen, wenn man nicht enttäuscht werden will; alles Lob hat seine Grenzen, nur nicht in den Schilderungen von Hôtel-Besitzern und Bade-Aerzten, die auf Wight häufiger zu treffen sind, als es wünschenswerth ist.

Es ist eine bekannte Thatsache, dass nebst den Reizen der Insel auch die Anpreisungen verschiedener Doctoren viel zu ihrem Rufe beigetragen haben. Von Jahr zu Jahr wächst die Zahl der

Besucher, die zum grössten Theile den besten Kreisen der Gesellschaft angehören.

Von einer „Season“ ist auf Wight nicht die Rede: den Sommer über ist die Zeit des Badens, während das sudlich warme Klima im Winter Tausende von Leidenden herüberlockt, die hier von

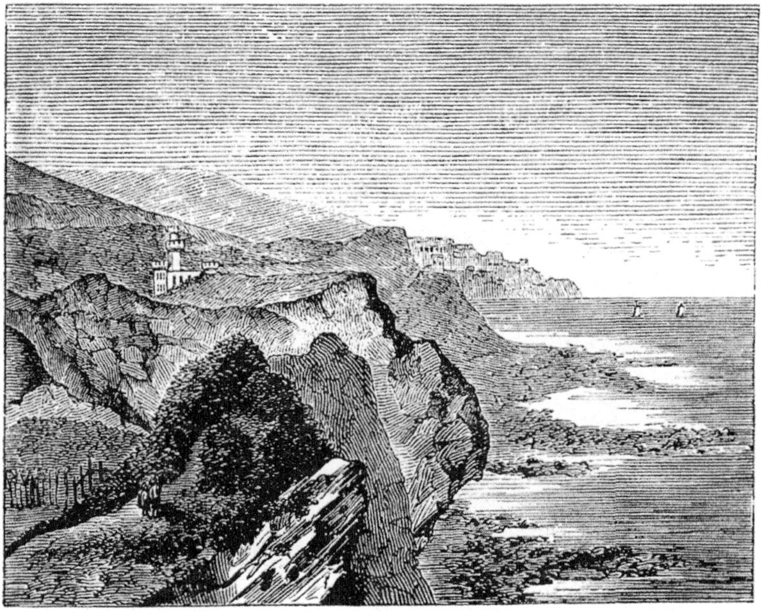

WIGHT.

Kälte, Nebel und Feuchtigkeit nichts zu fürchten haben. Blos während der ersten Monate des Frühlings sind wenig Gäste auf Wight zu treffen; doch kaum beginnen die Strahlen der Sonne wärmer zu scheinen, kaum haben sich die Bäume mit frischem Laube geschmückt, so kommen die „Curgäste“ schaarenweise über den Solent gesegelt, um den

Sommer in einem der zahlreichen Städtchen oder Landhäuser zu verleben. Doch wird man in diesen Städtchen vergeblich nach Unterhaltungen suchen, wie sie sonst überall zu finden sind; von Theater, Concerten, Tanzunterhaltungen etc. ist hier nicht die Rede: man geht spazieren, isst und trinkt gut, macht Segelfahrten längs der herrlichen Küsten der Insel oder wohl um diese selbst, und kümmert sich nicht um die übrige Welt. Die Damen lässt man täglich einigemale die Toilette wechseln, weniger um zu paradiren, als um sich die Zeit zu vertreiben; man lässt sie lesen, conversiren, musiciren, bei ruhigem schönen Wetter machen sie wohl auch eine Seefahrt mit, wenn sie Engländerinnen sind, oder sehen die Seefahrten, das vergnügte Leben auf den Yachten und Booten, das Schaukeln der Schiffchen auf dem Wasser u. s. w. vom Ufer aus an, wenn sie den Continent ihre Heimat nennen.

Der Morgen wird vom schönen Geschlechte gewöhnlich zu einem Seebade benützt, das an der Ostseite der Insel angenehmer und besser ist als an irgend einem Theile der englischen Küste; Jagden auf Eichhörnchen und Kaninchen, deren es hier Myriaden giebt, werden unternommen, Ausflüge nach den Bergen und Schluchten etc., und bei all' dem herrscht eine fröhliche Ungezwungenheit, ein Sichgehenlassen, das man in den meisten Seebädern Englands schwer vermisst: man macht Toilette, wie man will, lebt wie man Lust hat und kümmert sich um seine Mitmenschen wenig oder gar nicht. Schliesslich muss noch eines Punktes Erwähnung geschehen: der Billigkeit. Die Isle of Wight ist vielleicht der einzige Theil Englands, wo die Kosten des Aufenthaltes mit dem Gebotenen in richtigem Einklange stehen; der Umstand, dass auf Wight das ganze Jahr über „Season“ ist, macht es den Hôtel- und Logirhausbesitzern nicht zur Bedingung, ihre Rechnungen auf das Doppelte hinaufzuschrauben, und so kann denn auch der minder Bemittelte hier einen angenehmen Sommer verleben, ohne besonders tief in die Taschen greifen zu müssen; Quartiere, vom einzelnen Zimmer bis zu ganzen Häusern, sind hier um billiges Geld zu miethen, und auch die Lebensmittelpreise sind nicht zu hoch.

Wie lange es so bleiben wird, ist schwer zu sagen, und ich fürchte, dass schon die nächsten Jahre mit der Vollendung der rings um die ganze Insel zu erbauenden Eisenbahn auch jene Preissteigerungen herbeiführen werden, die uns verhindern, uns einem Landaufenthalte mit Leib und Seele hinzugeben. Es ist keineswegs angenehm, frische Luft oder schöne Aussichten mit klingender Münze bezahlen zu müssen, wie es in den Seebädern gewöhnlich der Fall ist. Man ahnt übrigens die kommenden „schweren Zeiten“. und so drängt sich jetzt auch Alles, um noch bei Zeiten eine Luft- und Seebad-Cur zu gebrauchen oder sich nach den Beschwerlichkeiten und Anstrengungen der Wintermonate dem *Dolce far niente* hinzugeben. Herzoge, Barone, Bankiers, Beamte, Künstler sind hier zu finden, entweder mit dem Gewehre in der Hand oder Fische angelnd, oder ihrem Berufe folgend. Ein Morgenspaziergang an den Küsten des Meeres wird uns bald über die einzelnen Beschäftigungen belehren; hier sind einige Herren theils der Aristokratie, theils dem Militärstande angehörend, als Matrosen kostümirt, mit dem Aufhissen von Segeln beschäftigt, dort sitzt ein langweiliger Dicker in schottischer Tracht in einer Nussschale, die Schnur der ausgeworfenen Angel beobachtend, an einer andern Stelle fröhliche Schaaren von Kindern. die ihre nackten Beinchen von den anstürmenden Wogen der Brandung benetzen lassen; ein Maler, Herr oder Dame, mit Staffelei, Leinwand und Palette, die See oder die malerischen Partien der Klippen skizzirend; ein alter Herr mit rother Türkenmütze und langem Schlafrock spaziert hier längs des Ufers auf und ab, Wolken von Rauch aus seiner Pfeife schmauchend, und weiter unten hinter kurzem Gestrüpp findet man wohl glücklich Liebende oder junge Ehepärchen; Freund Rack verschwor sich, seine Flitterwochen hier zu verleben, und ich gestehe, es kann kein traulicheres, schöneres Plätzchen für glücklich Liebende geben als irgend eines der Seebäder der Isle of Wight.

Und deren giebt es viele. Jedes kleinste Dörfchen an den Küsten des Meeres hat schon sein Hôtel, seine Logirhäuser: jedes schöne Plätzchen der Insel ist von einem Landhäuschen mit Garten oder Park eingenommen, und selten findet man noch Baugrund oder Gartenboden, der „auf 999 Jahre zu vermiethen“ ist (denn Landbesitzer giebt es hier ebenso wenig wie in den vereinigten Königreichen; der Krone gehört alles Land, und sie vermiethet es blos auf ein Jahrtausend, weniger ein Jahr).

Ein Hauptvorzug der Insel ist auch ihre nicht zu grosse Entfernung von London und dem Hauptlande von Britannien, von dem sie nur durch einen etwa 4—6 englische Meilen breiten Canal, den Solent, getrennt ist. Die Flüsschen der Insel, die von den grossen Dünen in der Mitte des Eilandes herabkommen, münden in den Solent; ihre Ufer sind reich bewaldet, und durch die weit in ihnen vordringende Meeresfluth gestatten sie grösseren Schiffen die Einfahrt bis in die Mitte der Insel; diese ist übrigens sehr wasserreich. Jede der zahlreichen Schluchten und Thäler hat ihr Bächlein oder seine Quelle, an deren Ufern gewöhnlich Mühlen und Landhäuschen, umgeben vom üppigen Grün der Wiesen, zu finden sind. Die Gipfel der Berge krönen Leuchtthürme, Blockhäuser, Forts oder Denkmäler. Zahlreiche gute Strassen und angenehme Fusswege durchziehen die Insel, und zwei kleine Bahnen verbinden ihre Hauptorte Cowes mit Newport. und Ryde mit Ventnor. — Die Einkünfte dieser Schienenwege und der ganze Verkehr auf ihnen scheinen nicht sehr bedeutend zu sein, und es ist für den halbwegs rüstigen Fussgänger die Benützung der Bahnen durchaus nicht anzuempfehlen. Ueberdies kann man in jedem grösseren Hôtel um billiges Geld Privatkutschen miethen, oder in den vielen Omnibussen, die täglich mehrmals die Insel durchkreuzen, einen Platz nehmen. Den Fremden wird in diesen Gesellschaftswagen das lustige, muntere Leben sehr ansprechen, das ganz mit unseren Anschauungen über das Benehmen der Engländer contrastirt und manchmal sogar in Ungebundenheit ausartet. — Auch für Seefahrten ist reichlich vorgesorgt; von jedem grösseren Orte machen täglich einige Yachten die Rundreise um die ganze Insel, und für Jene, die für die Seekrankheit nicht empfänglich sind, kann es nichts Schöneres geben als eine solche Fahrt, die nur an den Küsten Italiens oder im Archipelagus ihres Gleichen findet.

Soweit das Allgemeine. Will man die Insel selbst mit ihren herrlichen Partien, ihren Städtchen,

Schlössern, Ruinen und — Vergnügungen kennen lernen, so ist es am besten, die von Touristen gewöhnlich eingeschlagene Tour zu beobachten, die nicht glücklicher gewählt werden könnte. Sie umfasst Alles, was auf der Insel sehenswerth ist, und man ist von dem Gebotenen und Erlebten hoch befriedigt, ohne dass irgend etwas die Erinnerung daran trüben würde.

Diese Tour wird gewöhnlich bei Ryde begonnen, einer malerisch an der Nordküste der Insel gelegenen Stadt, zu der man mittelst Dampfboot von Portsmouth, dem grossen Waffenplatze der englischen Kriegsmarine, aus gelangt. Schon die halbstündige Seefahrt über den Spithead, wie hier der Meeresarm heisst, ist voll des Neuen und Interessanten. Die stärkste Seefestung der Welt liegt vor uns mit ihren langen Linien von Batterien, Casematten und Festungsmauern; gegen Westen sieht man die ungeheuren schwarzen Panzerkolosse friedlich wie Schildkröten am Strande liegen; hie und da taucht eine Schildwache in der bekannten feuerrothen Uniform auf, um an der nächsten Ecke wieder zu verschwinden; auf den Schiffen selbst ist die grösste Ruhe, und man ahnt nicht, was die Casematten dieser grossen Fahrzeuge einst für eine Bestimmung hatten; wie die Galeeren von Toulon, so sind auch jene von Gosport, den Humanitätsgesetzen der Jetztzeit zum Opfer gefallen; man kennt diese Tanzböden der neunschwänzigen Ratte nur mehr aus den Romanen, und würden nicht die grossen eisengepanzerten Käfige der französischen Corsaren vor uns liegen, wir könnten die Zeit ihrer Activität in jenes Alter zurückbefördern, wo die Geissel der Inquisition die Welt mit Schrecken erfüllte.

Zur Linken sieht man drei ungeheure Steinmassen aus der Mitte der See hervorragen; anfangs durch Nebel halb verdeckt und in dem Grau des Hintergrundes verschwimmend, erkennt man in ihnen später die grossen Portierlogen des Kriegshafens von Portsmouth — drei mächtige, senkrecht aus dem Meere emporsteigende Forts oder Thürme, deren obere Stirnmauern mit schwarzen Gussstahl-Kolossen gespickt sind; unter ihnen ist eine Reihe von gleich schwarzen Kanonenlucken sichtbar, aus denen ebenfalls die dräuenden Mündungen von Feuerschlünden aus dem Riesengeschlechte der Armstrongs die Passage bewachen; wehe den Schiffen, die es wagten, diese moderne Scylla und Charybdis zu passiren! Nicht genug damit, auf der Schwelle zwischen diesen mächtigen, eisengepanzerten Pfeilern liegen noch, gleich zottigen, wachsamen Wolfshunden. zwei schwarze Panzerfregatten, die Wachschiffe, quer über den Solent.

Genug der Bilder des Krieges, vor uns liegt ja die herrliche Insel, der Garten von England. Schwach aus dem Meere emporragend, sieht man sie mit ihren Wäldern, ihren Auen, ihren Städtchen und Schlössern, im Osten vom Meere begrenzt, im Westen in den Nebeln verschwimmend; vor uns, gerade vor uns Ryde, der Sitz der fashionablen Welt, die schönste und grösste Stadt von Wight. Ein herrlicher Anblick. Von den grünen Hügeln herab, scheint sich die Häusermasse bis in's Meer hinein zu erstrecken; man sieht die geraden, zum Ufer und zur Esplanade herabführenden Strassen mit dem regen Leben und Treiben; man sieht die stattliche ausgedehnte Front der rothen und weissen Häuser der Esplanade, die Hôtels, die Masten der

Schiffe in den Bassins und die Mauern des langen Quais, von den Wellen des Meeres bespült. Weit in das Meer heraus, beinahe eine Meile lang, ragt der schöne eiserne Pier; es sieht aus, als wollte die Stadt Ryde ihre Hand zum Grusse bieten. Nun, schönen Gruss! Die grossen Schaufelräder des Ueberfahrtsdampfers stemmen sich dem rauschenden Wasser entgegen und der Dampfer legt an.

Aber nun beginnt eine neue Plage; die breiten Treppen hinauf und die ganze grosse Stirne des Pier ist dicht gedrängt mit Menschen besetzt; Herren, alt und jung, die Zigarre im Munde, das Monocle im Auge, stehen mit gespreizten Beinen da, die Ankommenden fixirend; zwischen, neben und vor ihnen, Damen und Kinder in den elegantesten Toiletten, ebenfalls die ankommenden Passagiere musternd. Warum wird der Gouverneur von Helgoland nicht auf ein Stündchen in gleicher Eigenschaft hierher versetzt, um diesem Pendant zu seiner berüchtigten Läster-Allee ein Ende zu machen!

Ryde an der Nordküste und Ventnor an der Südküste der schönen Insel sind die Hauptorte unter dem Kranze von Seebädern, der sich wie eine Perlenschnur um die ganze Insel zieht. Ryde ist beiweitem vornehmer, lebhafter, grösser als Ventnor, und seine schöne Esplanade, seine hübschen, mit Gärten besetzten Strassen, seine prächtigen Hôtels, Theater, Concert- und Ballsäle stellen es in Ansehen und Unterhaltung wie ein kleines Brighton dar. Aber Ryde besitzt eine Schattenseite, und das ist das Meer, dessen Fluthwechsel hier grösser ist als in irgend einem Seebade der Welt, die normannische Seeküste vielleicht ausgenommen. Deshalb ist auch das Bild ein stets wechselndes. Einmal ist das breite, stahlblaue Band des Solent mit zahlreichen Schiffen bedeckt, die mit Dampf, Segel und Ruder den Wasserspiegel durchfurchen; unter uns liegt die Esplanade mit ihren breiten Piers und Bade-Anstalten, bis zu dem steinernen Ufer-Quai vom Meere umwogt. Wenige Stunden nachher ist an demselben breiten Uferstriche nicht ein Tropfen Wasser zu erblicken. Eine englische Meile weit hinaus Alles trockenes, ebenes Land, mit Seegras und Schmutz bedeckt; die grossen und kleinen Schiffe, Yachten, Kähne, Alles, was vorhin so reizend schön auf den Wellen schaukelte — jetzt liegen die Fahrzeuge zur Seite geneigt auf trockenem Boden wie todte Fische! Hat Gott Atlas mit starker Hand die schöne Insel aus dem Wasser emporgezogen? Hat Monsieur Vulcan den Plafond seiner Schmiedewerkstatt etwa gehoben? Nichts von alledem. Es ist gewöhnliche Ebbe. Das Land ist überdies hier in stetem Wachsen begriffen, und geht es so fort, so werden nicht nur die Badegäste von Ryde, sondern auch die ganze englische Kriegsflotte von Portsmouth bald auf dem Trockenen sitzen!

Auf dem weiteren Wege, die Ostküste entlang nach Ventnor, gelangen wir durch zwei kleine Bade-Oertchen, Sandown und Shanklin.

Beide sind reizend auf den hohen Klippen zwischen schattigen Baumgruppen und Gärten gelegen, aber eben ihre hohe Lage, die ihnen den Ausblick auf die herrliche See gestattet, erschwert auf der andern Seite das Baden. Denn ehe man die steilen hohen Klippen herab- und hinaufgekommen ist, hat man ausser dem Seebade noch zwei Schwitzbäder genommen, die Einen veranlassen könnten, sich erst recht in die See zu stürzen.

Auf unserer Weiterfahrt gegen Ventnor passiren wir den anziehendsten Punkt der Umgebung Shanklins, die sogenannte Chanklin Chine, eine in die offene See mündende, tiefe Felsenschlucht, die von einem Bächlein bewässert wird. Die hohen Kalkwände dieses Cañons stürzen überhängend in die Tiefe, so dass man von unten den Himmel kaum erblicken kann. Wir steigen herab. Der Wasserfall, der in den zahlreichen Reise-Handbüchern der Insel Wight nur rauscht und tost, ist höchst bescheidener Natur, und man wird zu dem Glauben verleitet, dass sein Ursprung eher in einem organischen Wesen, als in den Gebirgen zu suchen sei. Er lispelt so leise von Blatt zu Blatt und verhält sich auf seinem kurzen Laufe bis zum Meere so ruhig, dass er in seiner eigenen Nichtigkeit nur geeignet ist, den Donner der gegen den Fuss der Klippen heranstürmenden Meereswogen noch mehr hervorzuheben.

Die „Chine“ ist nur auf steilen, über die verwitterten Felswände herabführenden Pfaden zu erreichen, und man findet in ihr gewöhnlich die jüngere Generation der Badegäste romantisch in den Gebüschen gelagert, offenbar nur des steilen Zuganges wegen, der es dem älteren Geschlechte schwer möglich macht, der Jugend auf ihren gefährlichen — ja mitunter sogar verbotenen — Pfaden zu folgen.

Je weiter wir gegen Süden kommen, desto schöner wird die Gegend. Mitunter tritt an die Stelle des Waldes das Meer mit seinen Buchten und Einlässen, oder man passirt Dörfer und Städtlein, alle überfüllt mit Badegästen und reizenden Mädchen, die neugierig in die vorbeirollenden Wagen hineinblicken und schüchtern erröthen, wenn man ihnen ein Kusshändchen zuwirft. Aber man wird sich bei ihrem Anblick doch nicht etwa bekreuzigen sollen? —

Die herrlichen Küsten-Scenerien und das darauf folgende Ventnor mit Worten zu schildern, wäre selbst dem Dichter der „*Poetry of Places*“ unmöglich, und auch der Maler würde auf seiner Palette vergebens die glühenden Farben suchen, in denen die ganze Umgebung bei Sonnen-Untergang gebadet ist. Die Strecke von Shanklin an, längs der Ost- und Südküste, ist die Riviera Englands, und Ventnor, die Perle der Insel, ist ihr Genua. Es ist dasselbe Blau des Meeres mit dem weissen Schaum an den Spitzen der Wellen, dieselbe amphitheatralisch an den Felsen aufsteigende Stadt und derselbe Baustyl der Häuser. Gegen Ost und West hat man die herrlichen, romantischen Klippen mit ihrer steten Abwechslung in Form, Höhe und Vegetation. Auf der Esplanade unten, auf welche die steilen Strassen der Stadt ausmünden, herrscht stets reges Leben. Nach Ryde ist Ventnor das grösste Seebad der Insel und von der fashionablen Welt Englands occupirt. Kein Wunder, dass man da auf dem Pier und den Badeplätzen mitunter die reizendsten Gesichtchen der Welt zu sehen — leider nur zu sehen bekommt. Denn wir sind Touristen; unseres Bleibens ist hier nicht lange, und zudem sind wir nicht Cäsaren, die mit dem Sehen zugleich siegen können. Ziehen wir denn weiter, jenem Theile der Insel zu, der unter dem berühmten Namen „Undercliff“ dem patriotischen Engländer als das Schönste gilt, das dem Sterblichen an irdischen Scenerien zu zu sehen vergönnt ist. Am Eingange zu dem Schauplatze dieses grossartigen Felssturzes sieht man in einem herrlich schönen Park die Thürmchen und

Schornsteine eines Schlosses hervorragen. Es ist Steephill Castle, als Sommer-Residenz der österreichischen Kaiserin bekannt geworden. Der erwähnte Park ist bereits ein Theil der Undercliff, deren Entstehen in dem Unterwaschen der sieben- bis achthundert Fuss hohen Kalkklippen ihre Ursache hatte. Auf eine Strecke von sieben englischen Meilen, von Bonchurch bis Blackgang Chime, lösten sich einige hundert Acres Land los und stürzten, zu titanenhaften Trümmern zerschellt, in's Meer hinab. Die Oberfläche, die einst mit den hohen, hinter ihr emporsteigenden Dünen auf demselben Niveau war, ist dadurch jetzt viele hundert Fuss tiefer gelegt und bildet jene Terrasse, die den bezeichnenden Namen „Undercliff" führt. Die Natur weist hier die erhabensten Contraste auf. Während sie, geschwächt von der Last der Jahre, gleich angegriffen von der murmelnden Quelle wie von der stürmenden Brandung des Meeres, in sich selbst zusammenstürzt, entsteht auf diesen Trümmern ein neues Paradies. Feigen und Orangen, Myrthen, Citronen und Cacteen wuchern nun auf der fruchtbaren Erddecke, die sich über die ungeheuren Felstrümmer gelegt. Würde man dieses üppigen Pflanzenwuchses nach jeder derartigen Eruption sicher sein, so könnte man der kahlen Umgebung Berlins und der Brandenburgischen Sandsteppe nichts sehnlicher wünschen als einen derartigen Felssturz.

Ist man über die Undercliff hinaus, dann wird die Gegend kahl und reizlos. Im Osten erheben sich die Ruinen einiger Druiden-Gräber und im Westen sieht man die lange Kette der blendend weissen, mächtigen Kalkklippen. Der Boden ist auf Meilen durchwühlt und durchlöchert von den wilden Kaninchen, die hier in ebenso grosser Zahl zu finden sind wie die Prairiehunde im fernen Westen Amerikas. Wir gelangen auf diesem Wege die Küste entlang, zur Freshwater Bay, welche, durch das Freshwater Gate gesehen, ein wundervolles Landschaftsbild bietet. In der Nähe steht das Häuschen von Faringford, in welchem Alfred Tennyson lebt und dichtet, ein kleines, mit Epheu über und über bedecktes Gebäude, von hohen Bäumen überschattet — ein wahres Dichterheim.

Von hier bis zu dem westlichen Cap der Insel, zu den „Needles“ in der Alum Bay, ist es nur eine einstündige Fahrt. Die Needles sind dem nach Amerika Reisenden wohl bekannt; sie gelten ihm als die Säulen des Herkules, über die hinaus nichts als die endlose Wasserwüste sich seinem Auge darbietet. Es sind drei in einer Linie stehende, blendend weisse Felsnadeln auf schwarzer Grundlage, die senkrecht und in bedeutender Höhe aus dem Meere emporragen und zwischen denen die Brandung des Meeres ewig wühlt. Niemals ist hier Ruhe; die Wogen, die sich von der hohen See gegen die Küsten zu wälzen, brechen sich mit donnerähnlichem Getöse an dieser steinernen Garde des Oceans. Keine Woge zerrinnt, ohne dass sie ein Körnchen des Kalkes von den Grundfesten der Felsnadeln mit sich nähme; kein Sturm vergeht, ohne einzelne Trümmer von den Kalkmassen herunterzubrechen, und wenige Menschenalter werden hinreichen, um von den schönen „Needles“ als von einem Dinge der Vergangenheit sprechen zu können.

Wenn man von hier über Yarmouth, die Nordküste der Insel entlang, weiterfährt, so sieht man schräge gegenüber, auf dem jenseitigen Ufer des hier kaum eine Meile breiten Solent einen alten Thurm mit einigen Bastionen; es ist Hurst Castle, ehemals das Gefängniss Karl's I. von England unmittelbar vor seiner Hinrichtung. — Bevor wir Newport, die Hauptstadt der Insel, erreichen, müssen wir durch Carisbrook, ein kleines, uraltes Dörfchen, das vor tausend Jahren der Hauptort und mit seiner zwölfhundert Jahre alten, noch jetzt vorhandenen Ritterburg der Sitz des „Herren der Insel“ war. Die uralte Zwingburg liegt mit ihren gewaltigen Mauern und Wällen und Gräben auf einer kleinen Anhöhe. Zwei mächtige Thürme aus massivem grauen Gestein bewachen den Eingang, und über Zugbrücken und Gräben gelangt man in den festungsartigen Hof. Zur Linken gewahrt man altes, zerfallenes Gemäuer. Traurige Erinnerungen an Englands ereignissvollste Geschichte knüpfen sich daran. Hier sass König Karl I. vor seiner Hinrichtung ein Jahr lang gefangen, und jenes Fenster mit dem starken eisernen Gitter gab dem Kerker des unglücklichsten aller Könige Licht. Und wie diese Mauern noch heute den Stürmen der Zeit widerstehen, so trotzten sie auch allen Fluchtversuchen Karl's, der in seiner Hinrichtung eine willkommene Erlösung aus dieser Höhle fand.

Unter den Curiositäten, die hier gezeigt werden, befindet sich auch ein Brunnen von 300 Fuss Tiefe, dessen Wasser mittelst eines Tretrades durch einen Esel heraufgebracht wird. Der Vorgänger dieses edlen Thieres versah diesen Posten durch volle 50 Jahre und kam dann erst durch einen Unglücksfall elendiglich um's Leben. Es war der grösste Esel, den England je producirte, und war seinerzeit ebenso berühmt wie der gestiefelte Kater. Der Herzog von Gloucester, Onkel Georg's III., hatte ihm für sein ganzes Leben eine Jahresrente von 365 Penny ausgesetzt. Welch' edler Herzog! Welch' glücklicher Esel!

Von Newport, der etwa zehntausend Einwohner zählenden Hauptstadt der Insel, nach Cowes, dem Hafen, von wo aus wir uns nach England zurück einschifften, führt eine kleine Eisenbahn den Medinafluss entlang.

West Cowes ist die Hafenstation des Royal Yacht-Club, zu dem bekanntlich etwa 150 Mitglieder der höchsten Aristokratie gehören, die Alle reich genug sind, sich ein kleineres oder grösseres Seeschiff zum Privatvergnügen halten zu können. Sie liegen alle in dem schönen, stets ruhigen und sicheren Hafen vor Anker. Nicht weit von Cowes liegt der beliebte Sommersitz der Königin Victoria, die reizende See-Villa Osborne.

Die ganze Westküste der Insel steht im schroffen Gegensatz zu den schönen, belebten Seebädern der Ostküste. Allein der Westen bietet dafür durch seine grossartigen Klippen und Naturwunder die schönsten Spaziergänge und Ausflüge dar und vervollständigt dadurch die unzähligen Genüsse, welche sich den Besuchern von Wight überall darbieten. Ist es dann zu verwundern, dass die Insel Sommer und Winter von europäischen Touristen förmlich überfliesst, und dass Ventnor und Ryde so besuchte Bade-Orte sind?

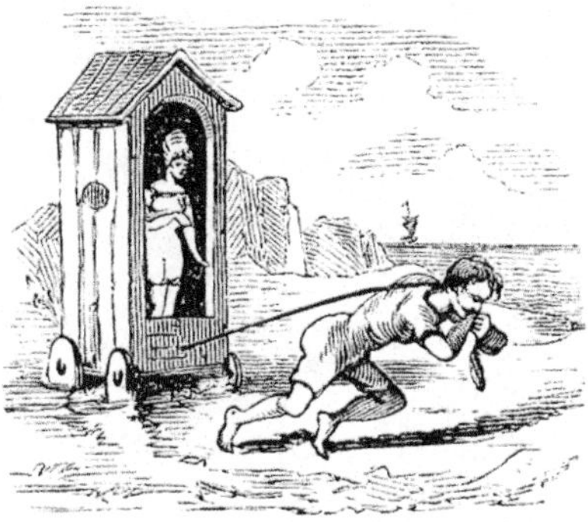

Ramsgate.

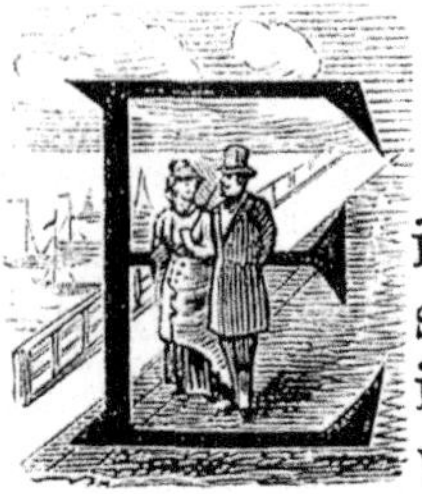

Eine der für die Schifffahrt gefährlichsten Stellen des ganzen Inselreiches ist die Südostküste Englands nördlich von Dover. Auf den Schiffen wird während der Fahrt die Wachmannschaft verdoppelt und mit der grössten Behutsamkeit das richtige Fahrwasser eingehalten, denn jede Nachlässigkeit bringt hier den Tod. Jeder Sturm fordert einige Opfer, und es vergeht kein Monat, dass nicht ein paar Schiffe an dieser Stelle gestrandet wären. Es sind die gefährlichen „Goodwin Sands", die Charybdis der Strasse von Calais. Die Leuchtthürme von Nord- und Süd-Foreland begrenzen diese Untiefen, während das blutrothe Licht des Leuchtthurmes von Ramsgate den Schiffern die Stelle zeigt, wo sie vor Gefahren des stürmischen Meeres Schutz und Rettung finden. Der Hafen von Ramsgate ist deshalb den Seefahrern wohl bekannt, und nicht selten liegen Hunderte von grossen Schiffen hier vor Anker. Das rege Seeleben, die herrliche, vor Wind und Wetter geschützte Lage und die gesunde erfrischende Luft haben das ursprünglich nur von Fischern und Lootsen bewohnte Ramsgate zu dem gemacht, was

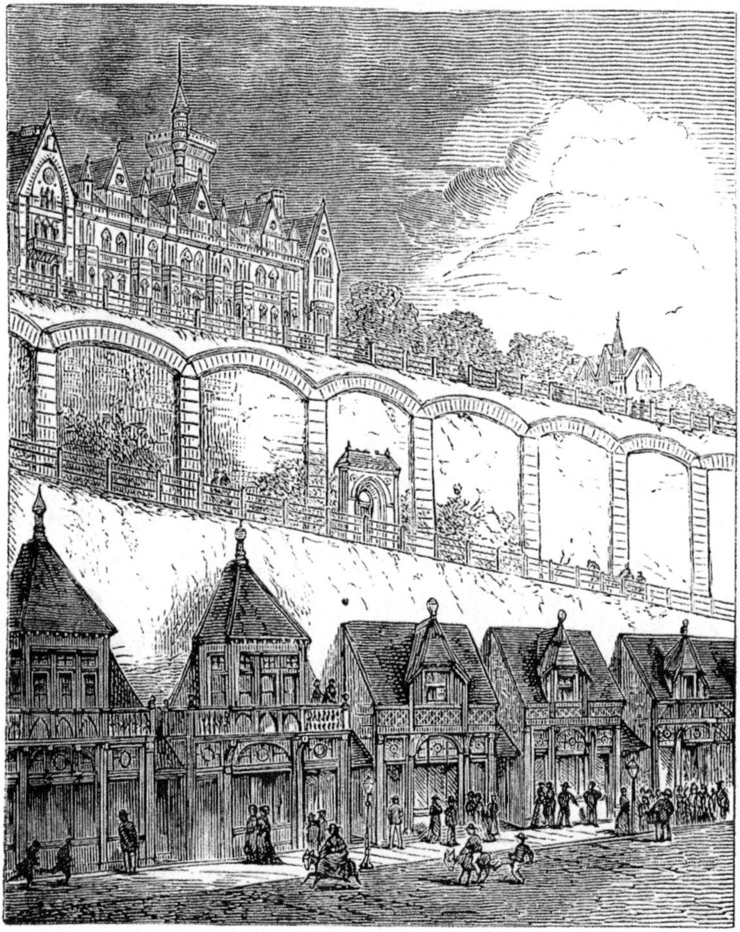

RAMSGATE.

es heute ist: eine bedeutende Hafenstadt und ein beliebtes Seebad. — Gleich Brighton ist Ramsgate stets mit Tausenden von Curgästen oder Touristen bevölkert, die vielen Logirhäuser und Hôtels sind stets überfüllt, und zahlreiche Neubauten mussten geschaffen werden, um dem Bedürfnisse an Wohnungen zu entsprechen.

Obgleich Ramsgate beiweitem nicht das grösste Seebad Englands ist und die Schönheit seiner Lage sicher von vielen anderen Orten der Küste übertroffen wird, so vereinigt es doch so viele Annehmlichkeiten und Reize in sich, dass man es bald liebgewinnt und nur mit schwerem Herzen verlässt. Seit fünfzig Jahren ist es der Lieblings-Aufenthalt des gebildeten fashionablen Engländers, und eben als solcher sind seine Fehler und Mängel so oft gerügt und in den Journalen besprochen worden, bis es endlich im Stande war, alles das zu bieten, was das Herz sich wünscht, was der Sinn begehrt.

Von der See betrachtet, gewährt Ramsgate einen herrlichen Anblick. Thurmhohe, senkrecht in's Meer abstürzende Kalkfelsen, so weit das Auge reicht; hie und da einzelne Felsspitzen und Nadeln, vom Festlande abgetrennt und von der Brandung des Meeres bespült; die grossen, weit in's Meer ragenden Steindämme des Hafens gestatten die Aussicht auf die beflaggten Masten und die Rauchfänge der Schiffe; hinter ihnen, angelehnt an den Strand der See, die alte Hafenstadt Ramsgate mit ihren engen, aber stets belebten Gassen und mit ihrer breiten, längs dem See-Ufer hinziehenden Esplanade, auf welcher sich der Hauptverkehr concentrirt; im Rücken der Stadt die hohen vom See-Ufer etwas zurückweichenden Klippen, auf denen sich die neue Stadt in einer langen, prachtvollen Fronte präsentirt; auf eine englische Meile Entfernung steht Haus an Haus, jedes 3—4 Stockwerke hoch und mitunter überragt von Flaggenthürmen und den Giebeln der grossartigen Hôtels; zwischen dieser Häuserreihe und dem zackigen Rande der Klippen sind Promenaden mit Alleen und Buschwerk, mit Lauben und Pavillons, während hinter den Häusern grosse Gärten mit üppigem Baumwuchs, Villen und alte Schlösser, inmitten von ausgedehnten Parks, das weithin sichtbare Terrain der Grafschaft Kent einnehmen. Das Meer ist hier immer bevölkert; alle Schiffe von Amerika, von Ostindien und Afrika, vom südlichen Europa und Kleinasien müssen bei Ramsgate vorüber, um nach London zu gelangen, und ausserdem durchkreuzen die See zahlreiche Vergnügungsboote, Yachten und Privatdampfer.

Die Badeplätze liegen zu beiden Seiten des Hafens unterhalb der Klippen; der Strand ist flach und mit feinem Sand bedeckt, das Meer ziemlich ruhig und durch die hohen Felsen vom Winde geschützt, so dass man hier besser badet als an irgend einem andern Platze Englands. Das Leben, wie ich es in Brighton geschildert habe, wiederholt sich auch hier und vielleicht noch ungezwungener als dort; man sieht hier nicht so sehr auf Toilette und Putz, und wenn man auch nicht, wie in dem gegenüberliegenden französischen Berck, mit kurzen Kleidern und ohne Strümpfe und Schuhe seine Promenade unternimmt, so herrscht doch unter den Badegästen eine gewisse Nonchalance, die mehr anspricht als übermässige Kleiderpracht oder übermässige „Nudité“.

Das Spiel der Ebbe und Fluth ist hier in Folge der flachen Ufer sehr bedeutend, und es ist demgemäss der Badeplatz manchmal weit in's Meer hinausgerückt oder bei steigender Fluth auf einen schmalen Streifen Landes beschränkt, wo bei Tage, d. h. von 8 Uhr Morgens bis 8 Uhr Abends, die Badekarren der Ladies und Gentlemen sittsam und züchtig von einander getrennt sind, während vor und nach dieser Zeit Alles „Mixed“ badet, d. h. die beiden Geschlechter gehen dann zusammen dort in's Wasser, wo es ihnen beliebt, und das ist dann eine wahre Quadrille in Schwimmhosen mit dem Wellenrauschen als Musik, mit dem obligaten Kokettiren, Hände drücken und all' dem zärtlichen Spiel der Liebe, die hier durch die salzige Douche nicht im mindesten abgekühlt wird. Mit der obligaten sechsten Tour, dem Galop (aus dem Wasser), endet diese Strand-Quadrille.

Man kann sich denken, welche Wonne es den Londoner Dandies gewähren muss, sich in Schwimmhosen einem Vergnügen hingeben zu dürfen, zu welchem man im gewöhnlichen Leben so sorgsam Toilette machen muss!

In dieser Trennung erkennt man wieder eine der vielen Absurditäten des englischen Lebens: während man in Frankreich, in Amerika, kurz überall die Geschlechter getrost beisammen baden lässt, hat der Engländer bei Tage bis 8 Uhr Abends eine ähnliche Scheidung, wie man sie in Bahnhöfen und Restaurants häufig an den mit „*For Ladies*“ und „*For Gentlemen*“ bezeichneten Localen findet. Bis 8 Uhr Abends also ist beim Englishman das Wort „*Shocking*“ das eilfte Gebot. Nach 8 Uhr hört das Gebot auf. Ist es deshalb, weil man in der Dunkelheit die Geschlechter nicht unterscheiden kann? Oder ist es deshalb, weil diese Letzteren gegen eine Trennung zur Nachtzeit etwa protestirt haben? Nein. Oder deshalb, weil

„*Shocking*“, der tagsüber eifrig über Alt und Jung wacht, gegen Abend doch müde und schläfrig wird und sich endlich zur Ruhe begiebt? Ja, wenn „*Shocking*“ schläft — nun, das ist seine Sache!

Das Hauptleben concentrirt sich in Ramsgate auf den beiden Hafendämmen und der Esplanade, und diese sind auch die Sammelplätze der eleganten Welt. Wer je in Havre oder Triest gewesen und den Quai Louis' XVI. oder den Molo S. Carlo kennt, der weiss, welchen Werth ein doch so einfacher Steindamm für die Bewohner besitzt. In Ramsgate gehört die Promenade auf dem „Pier“ zu den angenehmsten Dingen der Tages-Eintheilung. Man betrachtet das Meer, das Spielen des Kindes und das Baden der Erwachsenen am Strande. Man kokettirt mit den blonden Schönen oder besichtigt den hohen Leuchtthurm an der Spitze des „Pier“. Aber der Hauptweg von Ramsgate ist dessen pittoreske Umgebung. Schon die Partie längs der Klippen in der oberen Stadt ist wegen der prachtvollen Aussicht auf das Meer und die Küsten Frankreichs lohnend. Weitere Spaziergänge von unvergleichlichem Reiz sind die Partien nach der Pegwell Bay, dem angeblichen Landungsplatze von Hengist und Horsa, sowie in den ersten Zeiten des Christenthums jene Stelle, von wo die Augustinischen Missionäre ihre Bekehrungszüge nach England unternahmen.

Die ganze Küste von dem Leuchtthurme von Northforeland bis an die Pegwell Bay ist mit Villen und Landhäuschen besäet, und hie und da trifft man auf kleinere, kaum hundert Einwohner zählende Bade-Orte, wohin sich Jene zurückziehen, die nicht zur Unterhaltung und Zerstreuung, sondern zur Stärkung und Heilung an die See gehen. Broadstairs z. B., der einstige Lieblingsaufenthalt Charles Dickens, und so zu sagen der Geburtsort von „Nicolas Nickelby“, von „David Copperfield“ u. s. w. Hier befindet sich auch die Residenz des greisen Sir Moses Montefiore. Zahlreiche offene Gesellschaftswagen fahren täglich mehrmals um geringes Geld nach all' diesen Orten, und gewöhnlich sind die Wagen mit Passagieren aller Stände überfüllt. Wer sich grösseren Luxus gestatten und das englische „High life“, wenigstens soweit es den hohen Dachsitz einer Reisekutsche betrifft, geniessen will, der benütze zu seinen Ausflügen die mit vier Pferden bespannten sogenannten „Drags“, die den Reiz der Fahrt noch durch Schellengeklingel, Trompetenschall und Peitschenknall versüssen. Die Stimmung ist auf solchen Partien gewöhnlich sehr animirt, und man erkennt in diesem lustigen Gesellen, oder in jener heiteren Mädchengestalt kaum die grosskarrirten Engländer und steifen Misses wieder, die uns auf heimatlichen Pfaden so häufig begegnen.

Neben diesen Landpartien nehmen auch die Lustfahrten zur See einen bedeutenden Platz unter den Annehmlichkeiten des Badelebens ein: kleine Yachten nehmen die Passagiere für einen Schilling per Person (Kinder und Militär „vom Feldwebel abwärts“ nicht ausgeschlossen) auf, und hat der „Capitän“ einer solchen Yacht zwanzig oder mehr Passagiere zusammengebracht, so hisst er mit seinen beiden Matrosen die Segel auf und sticht in die See. Ist das Wetter schön und die Gesellschaft gut, dann lässt sich nichts Schöneres denken als eine solche, mit dem Reize einer angenehmen Unterhaltung gewürzte Seefahrt. Gewöhnlich wird mit diesen Fahrten auch der Fischfang verbunden; der Capitän vertheilt unter den Passagieren die schon mit allem

Nöthigen versehenen Angeln, und nicht selten kommt es vor, dass da von zarten Damenhänden in einem Viertelstündchen mehr Fische gefangen werden, als die schöne Fischerin mit den Angeln der Koketterie in ihrem ganzen Leben auf dem „Trockenen" gefangen! Und ebenso giebt es Viele, bei denen das Umgekehrte eintritt; in beiden Fällen aber sind die Damen die Fischerinnen, Herren und Fische aber Diejenigen, die, gleich unbedacht hastig nach dem schnappen, was ihnen gut dünkt, die aber nachher entweder für ihr Leben an der Leine ihrer Fischerin hängen bleiben, oder, wenn sie es vermögen, sich rechtzeitig, aber mit verbrannter Schnauze zurückziehen.

Der schönste Theil der Seefahrt ist die Rückkehr am Abend, wenn die Strahlen der untergehenden Sonne das Meer und die umliegende Landschaft beleuchten; in Myriaden von feurigen Schlangenlinien kräuseln sich die Wellen des Meeres; die gluthrothen Wolken des Firmaments erhellen den jenseitigen Horizont, und es scheint, als würden zwei Sonnen auf verschiedenen Seiten des Weltalls untergehen; dasselbe Roth, das den Schnee auf den Spitzen unserer schönen Alpen färbt, röthet auch die lange Linie der kalkigen Klippen Albions; die Fensterscheiben der unendlich scheinenden Häuserreihe Ramsgates werfen die Sonnenstrahlen mit demselben Glanze in den schönsten Effecten zurück, und im fernen Osten sieht man die schwachen, schmalen Linien der französischen Küste. Und mitten durch diese wunderbaren Bilder, die sich wie die Glieder einer Kette bis in unabsehbare Ferne aneinanderreihen, schwebt das kleine Schiffchen, das uns birgt, und das, einer Seemöve gleich, über das ruhige, in kleinen Wellen flimmernde Meer dahinzieht....

Ist die Sonne untergegangen, so ändert sich allmälig der Effect und die sich dem Auge darbietende Scene. Während das Firmament und auf einer Seite noch das Meer im schwachen röthlichen Glanze schimmern, zeigen sich auf der entgegengesetzten Seite schon die fernen, weissen Dämpfe, die sich langsam, und den ganzen Gesichtskreis einnehmend, über das Meer zu wälzen scheinen. Das Wasser ist an den Seiten dunkel, beinahe schwarz geworden, und nur in der Mitte erscheint eine schwache Linie in fahlem, weissem Lichte. Endlich vermag es der Mond, Wolken und Nebel zu durchdringen, und mit einem Male ändert sich wieder die Scene. Wie sich Dir vor kurzer Zeit das herrliche Meer im rothen Lichte zeigte, so erscheint dieselbe Landschaft jetzt in weissem, bläulichem Schimmer. Nunmehr treten die Schatten-Effecte in Wirkung. Jede kleinste Ecke, jede Klippe, jeder Gegenstand wirft seinen schwarzen, langen Schatten, sich selbst dadurch nur noch mehr hervorhebend. Die rothen Lichter der Leuchtthürme erscheinen bei der grellen Weisse der Mondbeleuchtung düster und trübe, und ein schwacher, langer Widerschein spiegelt sich, gleich einer blutrothen Linie, im Meere.

Die Passagiere auf dem Schiffchen sind schon lange in Betrachtung dieses herrlichen Schauspieles versunken, und man ist betrübt, wenn man, zur See blickend, die Einfahrt in den Hafen vor sich sieht. Gespensterhaft werfen die weissen Segel des Schiffes an die Wände der steinernen Dämme dunkle, schleichende Schatten und gleich ruhig und gespenstig zieht das Schiff in den Hafen.

Der Eindruck, den man von einer solchen Seefahrt mitnimmt, ist überwältigend und bleibend für die Zeit des Lebens. An so herrlichen Abenden schweigt selbst auf den lärmenden, geräuschvollen Piers die Unterhaltung, und stumm betrachtet man bis nach Mitternacht die Grösse der Natur, die sich hier am grössten zeigt.

Glücklich Derjenige, dem es mit ein paar Shillingen gelingt, an der Esplanade eine Wohnung zu miethen; er hat dann das ganze Panorama vor Augen; schon am frühen Morgen sieht er den ganzen Schwarm der Badegäste nach den Bädern und dem Hafen ziehen; er übersieht das Ankommen und die Abfahrt der Schiffe, die Promenaden auf den Dämmen, kurz, den ganzen grossen Verkehr, der den Aufenthalt in Ramsgate so angenehm macht. Aber wie die Mutter Natur für die Annehmlichkeit der Curgäste bei schönem Wetter gesorgt hat, so that dies der Mayor oder Bürgermeister von Ramsgate für das schlechte Wetter und die Regentage: Theater, Concerte, Bibliotheken, wissenschaftliche und sonstige Clubs, dabei Caffeehäuser und elegante Restaurants bieten alles dasjenige, was man in der Hauptstadt findet, oder was man hier, an der See, vermissen könnte. Und wenn es draussen stürmt und wettert und die kalten Nordwinde das Meer gegen die Klippen und Dämme peitschen, dass es schäumend und brausend an ihnen emporsteigt, da kann sich der Curgast gemächlich in irgend einem der eleganten Salons der Conversation oder der Lectüre hingeben; gar Wenige denken daran, dass vielleicht zur selben Zeit die Schiffe draussen auf der See angstvoll das rothe Licht des Leuchtthurmes von Ramsgate suchen, dass vielleicht die Goodwin Sands der Schauplatz eines Schiff-Unterganges sind, dass vielleicht am andern Morgen die steigende Fluth Leichen und Schiffstrümmer an die Ufer treiben kann! — —

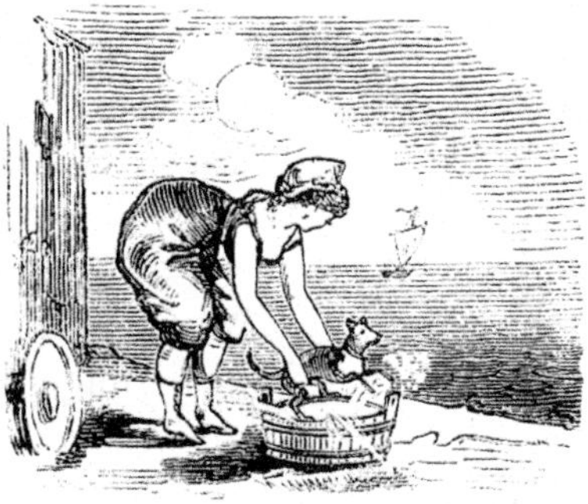

Margate.

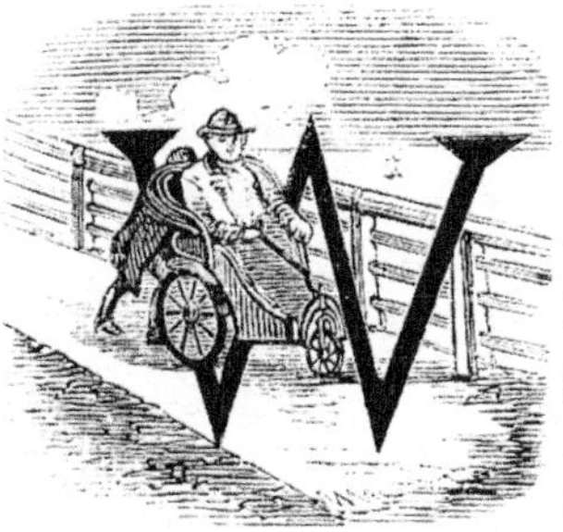

Wenn die Hitze des Sommers in irgend einer Stadt drückend genannt werden kann, so ist es London. Die schwüle, ruhige, dicke Atmosphäre, die über der von vier Millionen Menschen bewohnten Riesenstadt lastet, der Rauch, der aus den Tausenden von Schornsteinen hervorqualmt, der Mangel an Vegetation und endlich die Unreinigkeiten in den engen, düsteren Strassen machen den Aufenthalt in den östlichen und mittleren Theilen Londons in der heissen Jahreszeit nahezu unmöglich und sind die Veranlassung, dass schon lange vor dem eigentlichen Beginn der Sommersaison die Reihen der Bevölkerung sich beträchtlich lichten; viele Tausende strömen mit dem ersten schönen Tage aus dem riesigen Bienenkorbe London nach den einzelnen Land- und Seebädern, um hier den Sommer zu verleben und die frische Natur zu geniessen, um das Grün der Bäume zu sehen und Seeluft zu athmen.

Nicht der geringste Theil dieser Auszügler wählt Margate zum Aufenthalt, denn seine Curliste hat alljährlich eine Zahl von 150.000 Gästen aufzuweisen, die grösstentheils London zu ihrem ständigen Wohnort haben. Die Ursachen, warum Margate eine so bedeutende Badefrequenz aufzuweisen hat, liegen auf der Hand. Margate ist unter allen Küstenplätzen Englands, für London sowohl wie für den Continent, nahezu der nächste und am schnellsten und billigsten zu erreichen. Es besitzt alle Vorzüge, alle Vergnügungen und Unterhaltungen eines Seebades und hat eine schöne Umgebung. Kein Wunder also, dass es nach Brighton und Ramsgate der besuchteste Bade-Ort Englands, vielleicht der Welt ist.

Margate ist auf dem östlichen Theile Süd-Englands, auf der Insel Thanet gelegen. Hohe Klippen schützen den älteren Theil der Stadt von allen Seiten, während die neueren Stadttheile sich über die Einsattlung in der Linie der Dünen hinaus und auf die Felsen ausdehnen. Die auf den Klippen gelegenen Strassen und Plätze, Squares und Crescents sind weit, offen und überaus belebt, haben schöne, mehrstöckige Häuser und sind fast ausschliesslich von Curgästen bewohnt, während die alte Handels- und Hafenstadt Margate mit ihren engen, schmutzigen, nur theilweise gepflasterten Strassen zwischen die Felsen eingezwängt ist und sich gegen die Seeseite zu auf eine Esplanade öffnet. Diese bildet den fashionablesten Theil der Stadt; auf einer Seite mit grossen, eleganten Hôtels besetzt, wird sie auf der andern Seite von dem steinernen Hafendamm eingefasst, der die Rückseite des Hafens bildet. Die östliche Begrenzung desselben formirt ein langer, gemauerter Pier, an dessen einem Ende ein hoher Leuchtthurm steht, während das andere, auf der Esplanade befindliche Ende von einem Zollhäuschen und einer Restauration besetzt ist: von hier aus läuft ein zweiter, auf eisernen Pfeilern ruhender Pier weit in's Meer hinein, und dieser ist der Landungsplatz für die vielen ankommenden Schiffe. Der Bahnhof der Margate mit London verbindenden Eisenbahn befindet sich in geringer Entfernung am Westende der Stadt.

Soweit die Lage Margates. Betrachten wir nun das Leben und die Vergnügungen daselbst. Wenn auch zeitweilig einige den höheren Gesellschaftsclassen angehörende Badegäste hierherkommen, so bildet doch der Londoner Mittelstand, der Bürger, Kaufmann und Beamte, die beiweitem überwiegende Mehrheit der Besucher, und das Leben in Margate ist daher weniger elegant und fashionable, als ungezwungen, frei und heiter. Es herrscht hier nicht der übertriebene Luxus von Brighton und Ramsgate, die Wohnungen sind einfacher und das Leben ist billig.

Die Logirhäuser, Hôtels und selbst die alten Privathäuser der inneren Stadt sind den Sommer über grösstentheils überfüllt, und oft genügen die vorhandenen Räumlichkeiten kaum, um die täglich ankommenden Tausende zu beherbergen. Besonders kann dies vom Sonntag gesagt werden: die vielen Ausflügler von London und anderen Städten, die am Samstag mit den letzten Dampfschiffen hier ankommen, finden selbst für doppelte und dreifache Zahlung keine Unterkunft und müssen eben, so gut als es geht, in Schiffen, Omnibussen, ja selbst in Badekarren übernachten, wenn sie es nicht vorziehen, in schönen Nächten am Meeresstrande unter freiem

Himmel zu ruhen oder in den Strassen der Stadt umherzuschwärmen.

Die ergötzlichsten Scenen spielen sich gewöhnlich am Sonnabend ab, wo Tausende von Ehemännern London verlassen, um den Sonntag im Kreise ihrer Familien und fern von dem dumpfen, düstern Treiben Londons zu verleben. Der Dampfschiff-Quai in London ist an solchen Tagen mit Ehemännern besäet, die sich drängen, um noch womöglich einen Platz in den Schiffen zu erobern. Jeder trägt eine grössere oder geringere Last von Bündeln, Packeten, Schachteln u. s. w., Alles bestimmt, die schon unter der Woche von Margate aus schriftlich ausgedrückten Wünsche der treuen Ehehälfte zu befriedigen. Hier giebt es Lebensmittel, Reis, Zucker, Caffee mitzubringen, dort ein neues Kleid, Bänder, Handschuhe zu kaufen, die „unbedingt" am Sonntag ankommen müssen. Der älteste Sohn verlangt Bilderbücher, die Tochter Romane und Gedichte, das Kleinste frische Wäsche. Kaum verlässt also der getreue Ehemann sein Bureau, so hat er alle Hände vollauf zu thun, um all' den kleinen Wünschen seiner Lieben gerecht zu werden. In später Abendstunde ist er endlich zur Abreise bereit und erobert mit grosser Mühe noch ein Plätzchen auf dem Verdeck eines Dampfers, der bis zum Sinken mit Ehemännern überfüllt ist. Damen sind hier nur wenig zu treffen, und was nicht verheiratet ist, besteht aus Verwandten der Margater Curgäste; der Sohn besucht den Sonntag über seine Eltern, der Bruder die Geschwister, der Bräutigam die am „fernen Meeresstrande weilende" Braut — mit einem Worte, das Schiff ist beinahe ausschliesslich mit Leuten gefüllt, die mit Kopf und Herz an Margate und seinen Badegästen hängen.

Die Fahrt von London an die Südspitze von England, die schiffreiche Themse hinab bis zu dem Leuchtthurme von Nord-Foreland ist eine der schönsten Partien, die es giebt, und gewöhnlich macht der Londoner auf der Themse gegen Margate und Ramsgate zu seine erste Meerfahrt. Auf dem breiten, gelben, schmutzigen Strom, zwischen den ungeheuren Ostindienfahrern und den grossen Kriegs- und Handelsschiffen hindurch, hie und da ein schwerbeladenes Kohlenschiff streifend oder mit den gegen den Wind lavirenden Seglern in Collision gerathend, geht es an den grossartigen, ausgedehnten Marine-Werkstätten, dem Tower von London und den Docks vorüber, an Woolwich und Greenwich vorbei, dem offenen Lande zu, das seinen grünen Rasenteppich zu beiden Seiten des Flusses hinab ausbreitet.

Lange bleibt das umgrenzende Land mit seiner berühmten Cultur in Sicht; endlich treten die Ufer langsam zurück, die Breite des Stromes wächst mit jedem weiteren Schritte, die kleinen, schmutzigen Wellen der Themse vermengen sich mit den langen, blauen Wogen des Meeres, die Luft wird allmälig kühler und weht uns scharf von Osten her entgegen. Auch die Schiffe, die uns früher zu Hunderten begegneten, werden seltener, und nur die lange Linie der das Fahrwasser bezeichnenden Bojen, die wie riesige Schildkrötenschalen theilweise über dem Wasserspiegel hervorragen, bleibt allein sichtbar, während das Land nur mehr undeutlich zu erkennen ist. Hie und da sieht man Mastspitzen aus dem Wasser emporstehen; sie gehören versunkenen, in Stürmen verunglückten oder auf Sandbänken gestrandeten Schiffen an. Tausende von solchen Fahrzeugen vom grossen transatlantischen Passagier-Dampfer bis zu den kleinen Yachten und Fischerbooten liegen am Grunde des Themse-Estuariums, und Tausende von Menschen liegen mit ihnen im Wassergrabe. Und über sie hinweg schwimmen wir auf den glatten, langgezogenen Wellen weiter, vergnügt dem Ziele der Fahrt, der Insel Thanet mit ihren Seebädern, zu. Das Wasser zeigt nun schon die natürliche blaue Farbe des Meeres, während gleichzeitig die natürliche Farbe auf den Gesichtern der Passagiere einer Blässe gewichen ist, die zum Theil dem Einflusse der kühlen Luft, zum Theil einer gewissen Beklemmung zuzuschreiben ist: das Schiff beginnt nämlich, sich auf den Spitzen der Wellen ganz bedenklich zu wiegen, es durchschneidet nicht mehr das bewegte Wasser, sondern übersetzt es mit auf- und absteigendem Bug. Wir sind im offenen Meere, und die ewigen Stürme der Nordsee treiben das durch die hohen weissen Kalkklippen im Süden begrenzte Gewässer zu gewaltigen Bergen. Die Erfrischung, die uns durch die kühle, scharfe Seeluft zu Theil wurde, wird durch die Wechsel der eigenthümlichen Beschwerung und gleich darauf folgenden Erleichterung aufgehoben, der Wind weht stärker und die Passagiere beginnen, sich über das eiserne Geländer des Verdecks zu beugen. Es ist jenes beklemmende, Geist und Körper gleich in Fesseln legende Uebelsein eingetreten, das man in der gewöhnlichen Sprache „Seekrankheit“ nennt. Die Freude auf das Wiedersehen der Geliebten ist verschwunden, Zucker, Caffee und Hutschachteln den Händen der Armen entfallen, und der einzige Gedanke, die einzige Sehnsucht ist „Land!“

Und endlich erscheint es, und niemals willkommener als jetzt; das dumpfe Brüten, die beengende, wohl begründete Stille an Bord ist geschwunden und macht dem Geräusche vom Auf- und Abladen der Waaren, von durcheinander gemischten Stimmen, Rufen und Commandiren Platz; vereinzelte schwache Hurrahs werden hörbar, und Hüte, Taschentücher, Regenschirme und Schachteln werden in den Lüften geschwenkt, Alles liebliche Erkennungszeichen für die harrende Gattin; denn

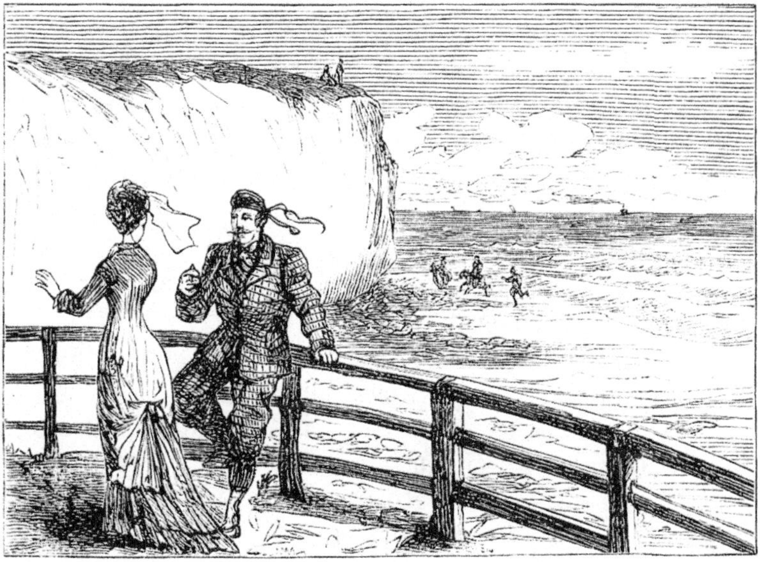

MARGATE.

da steht sie ja, die getreue Penelope, von dem suchenden Auge des Gemals unter Hunderten von anderen Penelopen freudig erkannt. Das reizende Margate und mit ihm die Hoffnung auf einen vergnügten Sonntag sind ja in Sicht! Das reizende Margate, das uns in seinen beiden langen Piers gleichsam die steinernen Arme zum Grusse entgegenstreckt, dessen hohe weisse Kreidefelsen sich trotzig dem Meere entgegenstellen und uns bald vor widrigem Sturm und hochgehenden Wellen schützen werden; Margate, dessen lange, glänzende Häuserreihen auf der Höhe der Klippen erscheinen und dessen ungeheurer Kirchthurm gleich dem grossen, himmelanstrebenden Stein-Obelisk im Alterthum das moderne Babel zu seinen Füssen überragt. Und ringsum die ergreifend schöne Scenerie: das prächtige Meer, die hohen Klippen, die stattlichen Schlösser und Villen, das Grün der Bäume, das bewegte Leben in der Stadt, die Wagen und Reiter, die zu- und abfahrenden Schiffe. In weitem Bogen bewegen die grossen Räder des Dampfer den schweren Coloss zu dem eisernen Pier, dass der weisse, salzige Schaum weit in die See hinein zu bemerken ist; der Dampfer legt an, und wir fallen in die Arme unserer Lieben.

Wie sah es hier auf dem grossen Pier vor einer Stunde aus? Gleich förmlichen Processionen strömten Mütter, Frauen, Kinder dem Landungsplatze der Dampfer zu, die den Erwarteten bringen sollten; gleich den Rosen in Blumen-Guirlanden besetzen die blondgelockten Töchter Albions die langen Eisengeländer des Pier und drängen und drücken sich, um ja nur der Landungstreppe so nahe als möglich zu sein. Bange Sehnsucht bedrückt die Meisten, doch verschieden sind die Gegenstände ihres Verlangens; mit ängstlicher Spannung erwartet eine kokette junge Frau die neuen Hutbänder, die sie bestellte; eine Andere die Zahnbürste und die Marmelade, die hier so theuer ist; eine Dritte denkt mit Schmerzen daran, dass ihr Gemal geraucht haben könnte, und fürchtet sich vor dem ersten Kuss der Begrüssung — Alles steht im stummen Schweigen, der

Ankunft des Dampfers harrend. Endlich erscheint er. Allgemeines Schwenken von Hüten, Fächern. Tüchern. Der Dampfer landet, und nun drängt sich Alles rücksichtslos dem Pierkopfe zu, auf welchem die Passagiere landen. Die Papas kommen und das Geschrei und Gejauchze nimmt kein Ende. Die Papas werden bestürmt, befragt, umarmt, und wer ist unter den Passagieren, der nicht wünschte, für solche Augenblicke (und vielleicht auch ein bischen länger) Papa und Gatte zu sein? Mit einem Zauberschlage ist Alles verschwunden; die Passagiere haben sich in die Stadt begeben, um mit schwerer Mühe ihre Quartiere zu suchen, wenn sie noch keine haben: die Dienstleute sind zurückgekehrt und blos der Pierwächter steht mit dem Teleskop in der Hand auf seinem Posten, nach den Schiffen am Horizont des Meeres spähend. Auch einige Frauen harren verlassen noch immer der Ankunft ihres Gemals: er ist nicht gekommen, und auch kein Brief, keine Nachricht! Und dann fragen die armen, verlassenen Weiber den Pierwächter, ob denn das Schiff das Letzte gewesen sei; ob keines gestrandet wäre (bei dem herrlichsten Wetter!); wann das nächste wohl komme. Und als der finstere, wettergebräunte Mann dies Alles verneint, wenn keine Hoffnung mehr vorhanden ist, dass die Armen den Gegenstand ihres Herzens am morgigen Sonntag wiedersehen können (denn das samstägige Schiff war das Letzte bis zum nächsten Montag), dann gehen sie traurig, vielleicht weinend, den langen mit Gaslampen erleuchteten Pier hinab: was machen die Armen auch am Sonntag ohne — die neuen Hutbänder, die sie bestellt!

Ja, das englische Weib ist bei all' seiner Natürlichkeit auch in hohem Grade eitel und das

Spiel der Koketterie ist ihm nicht fremd. Dies zu lernen, hat man in den englischen Seebädern die beste Gelegenheit. Hier finden die Frauen und Mädchen nicht ihre gewöhnliche häusliche Beschäftigung, die Tage vergehen einförmig, und es ist dann natürlich, wenn sie sich zur Zerstreuung mit der Toilette beschäftigen; sie wechseln zu jeder Tageszeit die Kleider: für das Bad, für den Morgenspaziergang, für das Diner und Abends für das Theater oder Concert. Und ist auch hier beiweitem nicht jene Eleganz wahrzunehmen, wie in den fashionablen Bädern, so sieht man doch das Bestreben, es jenen gleich zu thun und sich die Zeit auf diese, den Damen angenehmste Art und Weise zu vertreiben. — Der Sommer vergeht hier in absoluter Unthätigkeit. Man nimmt des Morgens ein Seebad, frühstückt, promenirt auf dem Pier, der Esplanade oder den Klippen, unterhält sich mit seinen Bekannten, wenn man solche hat, nimmt dann ein „Luncheon“, d. h. ein Dejeuner, und geht abermals auf die Esplanade. Hier stehen in den späteren Vormittagsstunden grosse Gesellschaftswagen, Omnibusse, Privatkutschen, Reitpferde und gesattelte Maulthiere zur Benützung bereit. Mit kreischender Stimme verkünden die Kutscher und Reitknechte das Ziel ihrer Ausflüge und laden jeden Vorübergehenden, ohne Unterschied des Alters oder Geschlechtes, zur Mitfahrt ein. Haben sie nach langer Mühe, und nachdem man eine bis zwei Stunden auf die Abfahrt gewartet, ihren Wagen gefüllt und ihre Pferde besetzt, oder werden die Passagiere im Wagen ungeduldig und drohen wieder auszusteigen, dann endlich schwingen sie ihre Peitschen und fort geht es nun in allen Richtungen: einige Wagen fahren mit ihrer bunt zusammengewürfelten, aus Herren und Damen. Kindern, Gouvernanten, Ammen u. s. w. bestehenden Reisegesellschaft nach dem wenige Meilen entfernten Ramsgate, andere nach Westgate, Foreness oder Broadstairs, wieder Andere landeinwärts durch die Wiesen, Felder und Gehölze der Insel Thanet. Das Leben und die Unterhaltung ist in solchen Gesellschaftswagen gewöhnlich sehr animirt: man scherzt und lacht, spricht von den Ereignissen in London und im Auslande, von neuen Moden, Theater, Concerten. vom Bade und Bade-Anzügen. Oft trifft man mit schönen Mädchen zusammen und findet auch geistreiche Unterhaltung. — Diese Fahrten in die Umgebung Margates sind mit Recht hier sehr beliebt; man geniesst die schöne Gegend, die frische Luft, macht sich Bewegung und — holt sich Appetit; in den ersten Stunden des Nachmittags wird dann nach kurzer Rast die Rückreise angetreten, so dass man in Margate selbst noch genügend Zeit findet, um vor dem Diner die Tagesblätter zu lesen und sich zu kleiden.

Nach dem Diner wird an schönen Tagen abermals promenirt, es ist Abend und die Luft etwas kuhler geworden, und da entflieht denn Alles den Wohnungen, um sich auf der Esplanade und dem Pier zu treffen, man ruht auf den Sitzbänken aus, lehnt an den Eisengeländern und betrachtet das Meer, geht mit seinen Bekannten spazieren oder findet neue Bekannte. Dies währt bis spät in die Nacht hinein, oft weit über Mitternacht; bei schlechtem Wetter bieten Theater und Concert einige Unterhaltung und besonders wird hier der mit den englischen Gebräuchen unvertraute Fremde in der ersten Zeit durch die Beobachtung allein genügend Zerstreuung finden. Die alte Etikette, die auf dem insularen England noch jetzt das Erbstück vergangener Jahrhunderte bildet, wird stets strenge beobachtet, und eine „Assembly“ bietet oft die ergötzlichsten Beispiele der Grandezza von „Old-England“. Die Concerte, die hier alljährlich in der Höhezeit der Saison abgehalten werden, sind unter dem Curpublikum sehr beliebt; das Orchester wird aus mehreren musikkundigen Curgästen zusammengestellt; der Eine bläst die Trompete oder den schottischen Dudelsack, der Zweite spielt Violine, ein Mädchen singt einige Lieder, andere Mitglieder der Gesellschaft bringen Balladen zur Aufführung. Gewiss bieten diese improvisirten Concerte durch die Art, wie sie gegeben werden, und durch die betheiligten Personen grössere, wenn auch nicht immer musikalische Genüsse, als die sogenannten „*German Bands*“, die hier überall zu finden sind und aus bunt zusammengewürfelten Virtuosen bestehen, die ihre „Kunst“ in Compagnie ausüben.

Das bewegteste Leben zeigen des Morgens die „Sands“ mit den Badeplätzen, und des Abends die Hauptstrassen der Stadt mit der Esplanade. Vor 7 Uhr Morgens ist selten Gesellschaft zu finden; die Margater Curgäste haben keine Geschäfte zu besorgen, keine wichtigen Obliegenheiten, und lieben es demnach, bis am späten Morgen in den Federn zu bleiben und den herrlichen Anblick der See, den Sonnen-Aufgang und die frische Luft vom Fenster aus zu geniessen. Erst am frühen Vormittage beleben sich die Bäder am Strande, und dann währt das Leben hier bis zur Zeit des Diners.

Auf dem Küstensand von Margate spielt sich die Sommermonate über tagtäglich ein gutes Stück englischen Volkslebens ab; mit Ausnahme der grossen Wettrennen hat man nirgends besser Gelegenheit, die Engländer in ihrer wahren Gestalt, in ihren Gebräuchen und Vergnügungen kennen zu lernen, als hier, wo sich die Bürger Londons mit ihren Familien aus voller Seele dem „*Holiday life*“ hingeben. Die grösste Anziehungskraft üben natürlicherweise auch hier die Bäder und die Badenden aus. Nachdem sich der grösste Theil des Margater Publikums aus den mittleren Ständen recrutirt, und man sich gegenseitig in Folge der ungeheuren Zahl von Badegästen wenig oder gar nicht kennt, so ist auch das Badeleben hier sehr ungenirt, und so viel und so oft auch von den sorgsamen Hausvätern gegen den Bade-Unfug geschrieben wurde, niemals wurde ihm Einhalt geboten. Die Bade-Einrichtungen sind hier womöglich noch weniger entsprechend als in Brighton; die Bademaschinen gebrechlich und mit durchlöcherten Wänden, die Räder niedrig, so dass mitunter die Wogen einer Springfluth den Boden der Cabine bedecken; die Badekleider — wenn man den kleinen. mit schlechten Schnüren versehenen Leinwandstückchen diesen Namen beilegen kann — sind grösstentheils defect und werden von manchen Badenden gar nicht angelegt, während die Jugend beiderlei Geschlechtes — vielleicht auch mitunter Erwachsene — ohne diese schützende Bekleidung sich den balneologischen Vergnügungen in ungezwungener Freude hingeben. Die Badekarren sind den ganzen Tag über besetzt, und nicht selten kommt es vor, dass eine oder die andere dieser zweirädrigen Cabinen von mehreren Personen gleichzeitig occupirt ist und man so Gelegenheit hat, auf interessante Weise neue, wenn auch nasse Bekanntschaften zu machen.

Ein weiterer Uebelstand Margates sind auch die zahlreichen „alleinstehenden“ Damen, die, von

London und Paris herüberkommend, sich hier während ihrer mehrwöchentlichen oder noch längeren Curperiode von den Anstrengungen der Wintersaison erholen. Ausser diesen Geschöpfen bildet Margate auch das Ziel aller Gouvernanten, Dienstmädchen und Ammen, wenn sie alljährlich einmal von ihrer „Herrschaft“ Urlaub bekommen; das ganze Jahr über ist es der Gegenstand ihrer heissesten Wünsche, in Margate einige Wochen verleben zu können. Das ganze Jahr über wird an einer entsprechenden Toilette gearbeitet und an dem nöthigen Gelde gespart, um die wenigen Tage der Freiheit vollständig dem Vergnügen widmen zu können. Das erste Geschäft nach ihrer Ankunft in dem langersehnten Margate ist, sich einen Begleiter, einen Gefährten ihrer Freuden zu suchen, und dazu werden gleich am ersten Tage alle möglichen Mittel angewendet. Haben diese „Damen“ ihren Anbeter gefunden, so wird die Badesaison in Lust und Freude durchlebt und mitunter bedeutender Aufwand entwickelt, bis entweder das Geld oder der Urlaub zu Ende ist. Geräuschlos, wie sie gekommen, verschwinden dann diese modernen Nymphen wieder, um hundert Anderen Platz zu machen.

Ausserdem kommen mit jedem Sonntage Tausende nach Margate, um einige Tage in Saus und Braus zu leben, und all' diese zweideutigen Gäste im Vereine mit dem eigentlichen Saisonpublikum der besseren Stände finden sich tagtäglich auf den Sands, den Promenaden und in den Vergnügungslocalen Margates zusammen. Es ist demnach das ungezwungene, ausgelassene Treiben theilweise zu entschuldigen, und wenn die Belustigungen, die dem Besucher Margates auf den Badeplätzen geboten werden, auch nicht gerade mit seinen ästhetischen Gefühlen übereinstimmen, so werden sie ihm doch überreichen Stoff zur Unterhaltung bieten. Die Sands — wie die flachen, sandigen Meeresufer heissen — bilden demnach nicht allein die besten Badestellen an den Küsten, sondern auch den geeignetsten Tummelplatz für die muthwilligende Jugend, die hier ihren Schabernack treibt, für die Musikbanden und diversen Puppentheater, Eseltreiber, Muschel- und Badeschwamm-Händler, Matrosen, Soldaten u. s. w. Mit jedem Schritt, mit jeder Wendung des Auges sieht man irgend etwas Neues; hat man sich sattsam an der Betrachtung des Meeres, der Badenden und der umherlungernden Müssiggänger geweidet und wendet sich dem eigentlichen Tummelplatze des Publikums zu, so wird die Aufmerksamkeit gewöhnlich zuerst auf die Vorstellungen der „Minstrels" gewendet; es sind dies Possenreisser, die in mehr oder minder gelungener Weise die bekannten „Clowns" nachahmen und beinahe in jedem Seebade, in jeder von Fremden besuchten englischen Stadt getroffen werden. Ihre Gesichter und Hände sind mohrenschwarz gefärbt, die Haare gekräuselt; ihre Kleidung weiss und roth gestreifte, weite Pantalons und ähnliche Kittel. Das erste passende Plätzchen am Sande wird geebnet, mit einigen alten, elenden Instrumenten Lärm geschlagen, um Leute herbeizulocken, und hat sich eine genügende Anzahl von Kindern mit ihren Wärtern, Ammen und Soldaten zusammengefunden, so beginnen sie mit den ohrenzerreissenden Productionen, wie sie nicht schöner auf den Märkten von Haity getroffen werden. Wehe Demjenigen, der auch nur wenige Secunden unter den Zusehern verweilt, um diese Productionen mit anzusehen! Mit wahren

Falkenaugen erspähen die Pseudo-Niggers jeden neuen Ankömmling und lassen ihn nicht eher ziehen, bis er einiges „Copper“ für sie geopfert hat. Wenige Schritte von den Niggers entfernt, bekommt man wieder Puppentheater, Affenvorstellungen, Seiltänzer u. s. w. zu sehen: an anderen Stellen wird man wieder von Maulthiertreibern angefallen, um auf ihren abgehetzten Thieren einen Spazierritt zu unternehmen; gleich darauf preist ein alter, verschmitzter Matrose sein Boot zu einer Seefahrt an; ein Vogelhändler will seine „sprechenden“ Papageis an den Mann bringen; er geht nicht fort, folgt dem Fremden auf Schritt und Tritt und hat mit jedem Schritte etwas Neues anzubieten: neue Hausschuhe, geschmuggelte französische Seidenwaaren, holländische Bade-Anzüge, neue verbotene Bücher, goldene Ringe und allerhand mehr, und nur der strengsten Zurückweisung giebt er Folge, während ein halbwegs begehrender Blick auf seine Waaren ihn wieder zu neuen Anboten ermuntert. Am schlimmsten ist man hier daran, wenn man sich in Gesellschaft einer Dame befindet, und gewiss verlässt man niemals den Badeplatz und die Sands, ohne regelmässig einige Schillinge zurückgelassen zu haben. Am zudringlichsten sind hier die Matrosen: „Geben Sie mir etwas Silber, Sir!“ ist ihre gewöhnliche Ansprache, und verweigert man es, ihren lästigen Betteleien Folge zu geben, so folgt gleich darauf der Nachsatz: „Oder haben Sie kein Geld, Sir? Ich wette einen Schilling gegen einen Penny, Sie haben kein Geld!“ Und in ähnlicher Weise geht es fort, bis man ihnen eine kleine Münze zugeworfen hat. Am meisten werden die Sonntags-Ausflügler, die sich durch die höhnischen Reden dieser modernen Wegelagerer in ihrem Stolze verletzt fühlen, geprellt.

Aber auch das Bade-Publikum lebt hier in freier, toller Ungezwungenheit; vor Allem die englische Jugend, die hier die schönen Sommer ihrer Flegeljahre verlebt und die Sands von Margate und Ramsgate zum Schauplatz ihrer Heldenthaten macht; sie bewirft die Vorübergehenden mit Steinchen, schüttet den Damen, die hier, ungenirt auf dem Sande ruhend, ihre Novellen lesen, feuchten Sand hinter den Hals und in die Strümpfe, maltraitirt die Maulthiere oder stosst sich gegenseitig in das seichte Uferwasser des Meeres; die Kinder und selbst Erwachsene entkleiden sich der Schuhe und waten mit bis über die Kniee hinaufgeschürzten Kleidern im Wasser umher; Boote und Yachten fahren ab und zu; Reiter auf Pferden und Maulthieren durchkreuzen das rege, bewegte Bild. So geht es den ganzen Tag über bis in die späten Abendstunden, wo an die Stelle des geräuschvollen Lebens lauschige Ruhe tritt, die nur mitunter durch den Gesang lustiger Spaziergänger oder durch das leise Liebesgeflüster romantischer Ladies unterbrochen wird.

Von der Esplanade gegen Westen erstreckt sich die High Street Margates, eine Strasse, die mit gleicher Benennung und mit ähnlichen Häusern und Kaufläden beinahe in jedem grössern Seebade Englands zu finden ist. Die High Street lehnt sich an die Klippen, an deren Fuss die Bäder sind: einige der vielen Caffee- und Theesalons der High Street besitzen den Sommer über offene Veranden, von denen man direct zu den Bädern gelangen kann, und die demnach stets überfüllt sind, wenn auch hier mehr die schöne Aussicht auf die Bäder und Badenden, als der Comfort die Ursache ist. High Street und die anderen zur See hinabführenden

Strassen sind zu jeder Tageszeit belebt, und sie gewähren besonders nach Sonnen-Untergang einen freundlichen, bewegten Anblick. Die schönen Kaufläden und Markthallen, die Bibliotheken, Clubs, Cafés u. s. w. sind alle hell erleuchtet, die Strassen mit Menschen überfüllt, die den verschiedensten Ständen angehören; promenirende Ladies und Gentlemen, Bürger, Soldaten, Matrosen, Fischweiber, kurz Alles, was gehen kann, kommt des Abends auf die Strasse heraus, um einen Spaziergang zu machen oder seinem Geschäfte nachzugehen. An unschönen Tagen hingegen ist Alles wie ausgestorben; die Strassen und Gassen der alten Stadt sind schlecht oder gar nicht gepflastert, und die mangelhafte Drainage veranlasst es, dass bei heftigem Regen kleine Giessbäche von den oberen Stadttheilen herabströmen und durch die Strassen hindurch ihren Weg zum Meere suchen.

Rings um die Stadt bis weit in's Land hinein sieht man unzählige Villen und Landhäuschen, die mit ihren weissen, blendenden Mauern zwischen dem Grün der sie umgebenden Gärten hervorsehen. Das ganze Land, die Insel Thanet und die herrliche Grafschaft Kent, so weit das Auge reichen kann, gleicht einem Garten, und welche Route man auch zu einem Ausfluge wählen mag, immer wird man sich gewiss befriedigt fühlen.

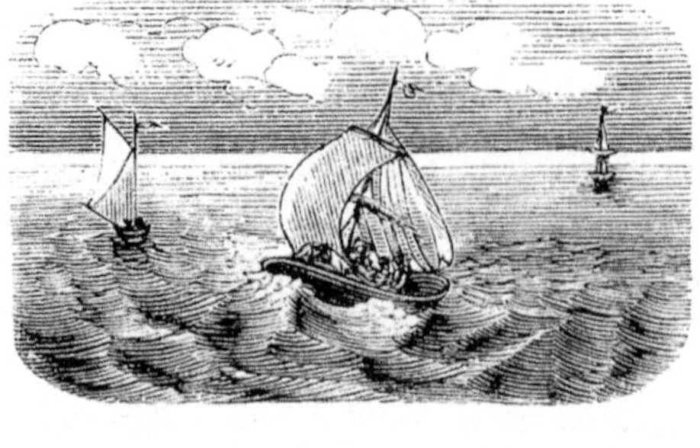

Torquay.

Gleichwie die Schwalben am ersten schönen Frühlingstage wieder in unsere Gegenden kommen, so strömt auch die fashionable Welt Englands aus den stolzen Schlössern und Familiensitzen auf dem Lande nach der Hauptstadt zurück, sobald die grosse Leuchte am Glockenthurme des Parlaments-Gebäudes die Eröffnung der „beiden Häuser" und damit auch den Beginn der „London Season" verkündet. Die Herzoge und Earls, Lords und Baronets, die bis dahin den gefürchteten Londoner Nebeln ausgewichen waren, müssen nun zur Residenz zurück, und mit ihrem Einzuge öffnen sich auch wieder die Empfangs-Salons, Theater, Concerte und Tanzsäle. Man sieht sie wieder, die Löwen des Vergnügens, die Göttinnen des Tanzes, die Blüthen der Schönheit; neue Gestalten und neue Gesichter sind hinzugekommen, doch so Manche sind vom Schauplatze ihres Triumphes zurückgetreten. Viele unter ihnen hatten in der letzten Saison ihre Rolle ausgespielt; die frische

Kraft des jungen Lebens währt eben nicht ewig! Gar bald ist der Wahn zu Ende und die Reu' beginnt. Jene Heroen des Tanzsaales, die eine Reihe von Jahren hindurch überall zu finden waren, wo Lust und Vergnügen den Werbtisch aufgeschlagen, sie sind verschwunden, um in milderen Klimaten, an ruhigen Orten jene frische Kraft wieder zu gewinnen, die sie in so kurzer Zeit vergeudet hatten. Die allgütige Mutter Natur hat auch für diese Gattung von Kranken gesorgt. sie gab ihnen Italien, die Pyrenäen und den Süden von England: was für Italien Mentone und Monaco, das ist in England Penzance und Torquay.

Der äusserste Westen Englands, dort, wo sich die felsigen Klippen von Devonshire und Cornwall weit in die Atlantic hinaus erstrecken, ist vom Klima wunderbar begünstigt. Der warme, aus dem Süden kommende Golfstrom bespült hier die Küsten und der Felsengürtel in der Mitte des Landes schützt sie vor den scharfen Nord- und Ostwinden des Winters. So hat die Natur hier ohne Zuthat des Menschen ein Fleckchen Land geschaffen, „wo die Citronen blühen“ und wo die Schrecken des Winters, wo Sturm, Eis, Schnee ganz unbekannt sind. Die Küste bildet hier zahllose kleinere Buchten und Fjords, und in einer derselben, angeschmiegt an die hohen, auch im Winter im grünen Baumschmuck prangenden Berge liegt Torquay, das Montpellier von England.

Obgleich 220 englische Meilen von London entfernt, ist es doch in wenigen Stunden zu erreichen. Was ist dem in Schienennetze gewickelten England Entfernung? Schneller als der magische Teppich in den arabischen Nächten lässt das Dampfross die

Gegenden wechseln, und ehe wir es fassen, hat uns die Locomotive aus dem geräuschvollen, düsteren, nebeligen London an die Küsten von Cornwall gebracht, wo der Winter vergeblich sich müht, den Herbst zu verdrängen.

Wie entstand Torquay? Seine Geschichte ist einfach. Das warme Wasser, die herrliche, Sommer und Winter gleich üppige Gegend und die gesunde, frische Luft war da, und Niemand kannte sie. Da kam zuerst der Fisch. Dieser zog Fischer herbei, die sich mit ihren Familien an den Küsten der Torbay ansiedelten. Dann kamen Mönche und bauten sich hier eine Abtei, die reichste vielleicht und die grösste in England. (Wo giebt es auf Erden ein schönes Plätzchen, das nicht sein Kloster aufzuweisen hätte?) — Lange Zeit bestand Torquay nur aus Kloster und Fischerhütten. Jahrhunderte vergingen in Frieden und Krieg. Das englische Salamis wurde hier geschlagen und die stolze Armada, die grösste Flotte der Welt, fand hier ihren Untergang. Erst englischen Weibern war es beschieden, hier ein herrliches Seebad und eine angenehme Winter-Residenz zu schaffen und Torquay zur rechten Geltung zu bringen. Als nämlich die englische Flotte während des letzten Krieges mit Frankreich in der Torbay vor Anker lag, da zogen viele Familien der See-Officiere in ihre Nähe und schlugen in den Fischerhütten Torquays für die Zeit des Krieges ihren Wohnsitz auf. Nun war Torquay „gemacht“ (denn es ist ja bekannt, dass irgend etwas nur in den Mund des schönen Geschlechtes zu kommen braucht, um berühmt zu werden). Das schöne Geschlecht sorgte also für den guten Ruf und mit diesem zogen Curgäste nach Torquay, dem ersten aller englischen Seebäder und Winteraufenthalte in Bezug auf Klima, Schönheit der Umgebung und Bequemlichkeit des Lebens.

Die Luft ist die klarste, die England kennt, und die Situation der Stadt derart günstig, dass man glauben könnte, es wurde zuerst Torquay geschaffen und dann erst die Berge, um es zu schützen, und das Meer, um es zu wärmen.

Torquay hat demnach auch keine angestammte Bevölkerung; die zwanzigtausend Einwohner, die es besitzt, kamen aus aller Herren Länder und aus allen Gegenden des britischen Inselreiches, um sich hier anzusiedeln; ja — wer möchte es glauben? — sogar das edle Böhmerland hat seine Vertreter hier, wie man auf so mancher Firmentafel in den Hauptstrassen lesen kann.

Die Torbay, von den sie umgebenden „Tors" oder Felsen so genannt, erstreckt sich von Berryhead, einem hohen, weit in's Meer hinaus ragenden Vorgebirge, bis zu dem zerklüfteten Kalksteinriff Hopes Nose im Norden. Von der Mitte dieser Bai geniesst man die schönste Aussicht auf den Bade-Ort und das umliegende, reichbewaldete Land, und hier erst kann man die Vorzüge von Torquays Lage sehen und verstehen. Es liegt in dem nördlichen Winkel der Bai auf einer kleinen Halbinsel, eingeschlossen und geschützt von hohen Bergketten und nur gegen Südosten der See unmittelbar gegenüber. Hier steigen drei hohe Berge aus der See empor, durch tiefe Thäler von einander geschieden. An der Vereinigung dieser, von der Bai aus kaum sichtbaren Thäler und an den Bergen hinauf bis an die höchsten Spitzen liegt Torquay.

Der älteste Theil der Stadt liegt unten an der See, rings um den kleinen Hafen, die drei Landseiten des letzteren durch eine Reihe schöner Häuser einschliessend. Der breite gemauerte Quai ist nach holländischer Manier mit Bäumen bepflanzt und bildet natürlich die Hauptpromenade der Badegäste; hier sind auch die Kaufläden und Cafés, Hôtels

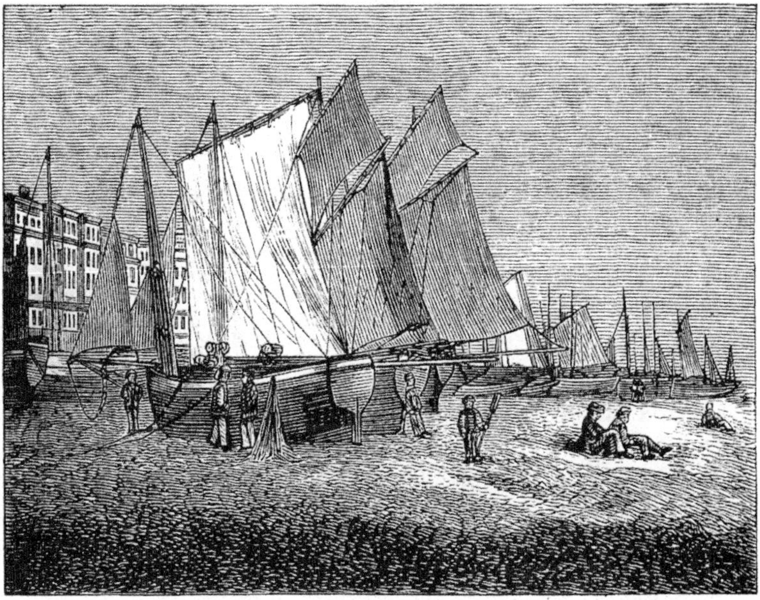

TORQUAY.

und Restaurants. Die zweite Häuserreihe mit ihren Gärtchen und Terrassen liegt bereits an den Abhängen der Hügel und steht durch Treppen und vielfach gewundene Fahrwege mit dem unterhalb liegenden Theile, sowie mit dem Walde von Lusthäusern und Villen in Verbindung, der sich über die Hügel und weit an den jenseitigen Thalwänden hinauf bis zu den nächstliegenden Ortschaften ausdehnt. Die Häuser sind durchwegs aus Stein, in leichtem, elegantem Styl gebaut, und nehmen sich zwischen dem Grün der Bäume und Rasenflächen ungemein lieb aus. Mag man noch so sehr Gegner der englischen Lebensweise und Sitten sein, das englische „Home“ wird doch selbst für einen modernen Ahasverus von grossem Zauber sein. Alles athmet Ruhe, Frieden, Wohlstand. Die *„old English Soldity“* wird von Vater Esquire auf Sohn Gentleman vererbt und so zu sagen mit der Muttermilch eingesogen. Zu der holländischen Reinlichkeit gesellt sich hier noch der Speck des Wohlstandes. Man stösst sich nicht daran, dass die alten ledernen bequemen Armstühle vor Fett glänzen; man findet Wohlgefallen an der tiefen Asche in dem offenen Kamin, und der räucherige Plafond passt ebenso sehr in das englische „Sitting Room“ wie der Nebel zum Himmel von London. Nur macht sich diese englische Behaglichkeit hier mehr innerhalb der Häuser geltend und guckt nur selten beim Fenster hinaus.

Wohin das Auge sich wenden mag, überall begegnet es der reichsten Abwechslung. Städtchen und Dörfer an den Küsten der kleinen Bai, überhöht von bewaldeten Bergen, jedes schöne Plätzchen in der Runde ist mit Gebäuden besetzt; Villen, „Cottages“, Lusthäuschen und Pavillons lugen überall zwischen den Bäumen hervor. Und unten an der Küste des Meeres die Hafenbauten mit dem doppelten Pier; der lange Wogenbrecher unter den Klippen zum Schutze der Badenden, schöne Promenaden längs des Küstenlandes, in die naheliegenden Ortschaften, die sich mit ihren weissen Häusern und Kirchen von dem Grau und Grün der Berge wunderbar schön abheben. Weit rechts gegen den scharfen Felsengrat des „Hopes nose“ stehen einzelne hohe Klippen mitten im Meere; der grosse „Shag Rock“ ist uns der nächste. Um ihn herum und weiter gegen Torquay zu tummeln sich an den schönen klaren Wintertagen unzählige Fahrzeuge: Yachten, Boote, grosse Schooner und Frachtschiffe fahren ab und zu, und in der Mitte der Bai liegt ein grosses Kriegsschiff vor Anker.

Einen guten Theil seines riesigen Aufschwunges der letzten Jahre hat Torquay seinem Reichthum an Marmor und Bauholz zu danken. Die ausgedehnten Park-Anlagen der zerstörten Tor Abbey liefern, wenn auch auf Kosten des Baumschmuckes, billiges Holz, und der Boden, auf dem Torquay steht, ist vielfach mit einem Marmorfelsen verglichen worden, auf welchem man den Baustein zum Bau eines Hauses gleichzeitig mit dessen Fundament ausgräbt.

Speculative Köpfe hatten sich diese günstigen Chancen zu Nutzen gemacht und bauten, so lange noch Platz vorhanden war — sicher nicht zu ihrem Schaden, denn alle halbwegs günstig gelegenen Häuser und Wohnungen sind, soweit sie nicht Privaten gehören, schon auf Jahre hinaus vermiethet, ein Beweis von der Beliebtheit des Ortes — vielleicht auch ein Beweis von der grossen Zahl jener Gattung von Kranken, die ihre Leiden übermässiger Genusssucht verdanken.

Aus dieser Classe recrutirt sich ein Theil der Badegäste im Sommer, noch mehr aber im Winter; hier wird man sie wiederfinden, jene fröhlichen, leichtsinnigen Geschöpfe, seien es nun Herren oder Damen, hier am Strande des Meeres, an den Klippen wird man diesen blassen Herrchen mit Claquehut und

Lackstiefeletten, mit Monocle und Reitstock wieder begegnen, aber selten tragen sie mehr diese unvermeidlichen Insignien sogenannter „Gentility". Mässigkeit in jeder Beziehung ist jetzt ihre Parole, und sie wird auch grösstentheils eingehalten, vielleicht nur, um sich im nächsten Jahre wieder mit frischer Kraft in den Strudel der Vergnügungen zu stürzen.

Die Jugend braust, das Leben schäumt,
Frisch auf, eh' der Geist noch verduftet.

Vielleicht hat diese Mässigkeit blos darin ihren Grund, dass eben jene Vergnügungen, wie sie die Residenz bietet, hier nicht zu finden sind. Ball und Concerte sind selten, das Theater nüchtern und *sans ces petits frétillons* — man muss sich also auf Gesellschaft und Conversation allein beschränken, wenn man nicht an der herrlichen Natur, die sich hier überall gleich mild und lieblich zeigt, genug Gefallen findet. Und wer fände dies nicht? Wer von all' den Tausenden, die alljährlich nach Torquay pilgern, wer von Jenen, die Torquay zum ständigen Wohnort gewählt, fühlt sich nicht zufrieden, diese Luft athmen zu können, in dieser Umgebung zu leben? Wildromantische Reize, wie sie die Pyrenäen und West-Schottland besitzen, sind hier nicht, und Niemand vermisst sie. Der Kranke, der hierher kommt, sucht nicht die hoch in die Wolken ragenden Gletscher und schneebedeckten Berge, düstere Wälder und tiefe Schluchten. Die milden Reize der Umgebung von Torquay, die sanfte Neigung der grünen bewaldeten Berge, die langen Ulmen-Alleen mit Wiesen und Gärten an ihren Seiten erfreuen sein Auge, das weite, herrliche Meer, der klare Himmel und die bei all' ihrer Einfachheit doch erhabene Natur wirkt wohlthätig auf sein Gemüth. Die kleine

Bai von Torquay ist eben für die Zeit seiner Heilung seine Welt.

Niemand verlässt demnach dieses schöne Plätzchen, ohne sich neu gestärkt zu fühlen, und Alles benutzt die warmen Wintermonate, um sich diese Stärkung zu verschaffen. Die Esplanade von Torquay und der weite Küstensand der Bai sind stets mit Spaziergängern bevölkert, die in der Betrachtung des Meeres, im Promeniren, im Conversiren ihre Unterhaltung finden. Lange blasse Ladies mit herabfallendem blonden Haar und gestreiften Kleidern, junge Mädchen mit schwärmerischen blauen Augen, Damen mit schönen pikanten Gesichtern und charakteristischer Magerkeit; Herren, alt und jung, in demselben Style, doch mit unglaublich nichtssagenden Gesichtern promeniren hier auf und ab, allein oder in Gesellschaft, wie es eben der Zufall will. Stundenlang stehen Manche in Betrachtung des Meeres versunken. Es ist eigenthümlich, wie zauberhaft die Brandung Auge und Geist des Menschen fesselt. „Der Genuss liegt nur im Wechsel", sagt Hamerling in seinen „sieben Todsünden", und Niemand kennt die Wahrheit dieses Spruches, besonders was die „Todsünden" anbelangt, mehr als eben so mancher Badegast von Torquay: Doch hier können sie stundenlange an den Küsten stehen, ohne dass sie in der Betrachtung des Wellenspiels ermüden würden.

Mit dem Baden war es in Torquay die längste Zeit schlecht bestellt, und ist es theilweise jetzt noch so in der unmittelbaren Nähe der Stadt. Weiterhin jedoch sind reizend situirte Bäder unter den Klippen mit schönen Badehäusern und Restaurants, von denen man die schönste Aussicht auf das Meer geniesst. Die Damen- und Herrenbäder sind hier getrennt, doch pflegt man in ersteren weniger häufig Badende anzutreffen. Trotz ihrer „Schwäche“ bequemen sich die Damen lieber nach dem weitergelegenen Peignton zu gehen, wo gerade gegenüber der Eisenbahnstation der Sand zum Baden sehr günstig ist. Weiss Gott, was sie veranlasst, das so vortheilhaft gelegene „separirte“ Bad nicht zu benützen, wo sie doch so ungenirt baden können? Diese Ungenirtheit sieht aber in den separirten Bädern Niemand, und man scheut demnach (so munkelt die böse Welt) den weiteren Weg nach dem gemeinschaftlichen Bade zu Peignton nicht, um diese Ungenirtheit hier am richtigeren Platze anbringen zu können. Selbst hier das Spiel der Koketterie, dieses „kleinen Krieges“ in der Liebe!

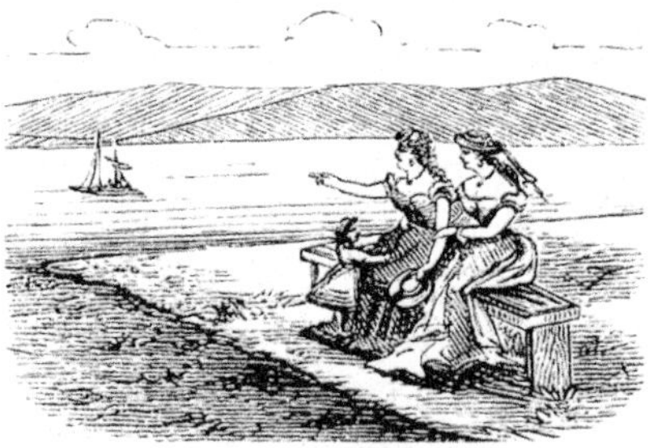

IV.

DIE SEEBÄDER AMERIKAS.

Long-Branch.*)

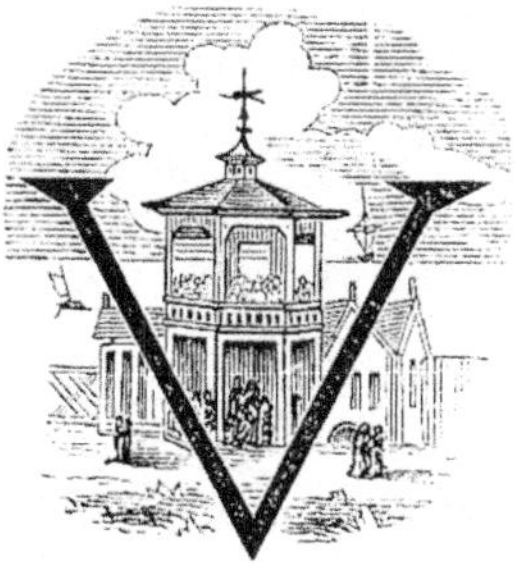

Von Europa hat sich die Badelust, die Liebe zur See, auch nach Amerika verpflanzt. Man ist dem ewigen Ocean, dem alten Gesellen, von Herzen gewogen, so lange man sich blos an seinen Küsten, nicht aber auf ihm befindet.

Seebäder findet man in Europa wie in Amerika hauptsächlich an jenen Küsten, welche den grossen Städten am nächsten gelegen sind. So ist Englands Südost- und Frankreichs Nordwestküste mit bekannten reizenden Bade-Orten wie mit Juwelen besetzt, und so ist auch die atlantische Küste Nordamerikas von Boston herab bis nach Cap May ein einziges Seebad. Die neue Welt badet ebenso gern wie die alte. Bisher war die alte Dame Europa mit dem noch älteren, stets galanten Gesellen Ocean im besten Einvernehmen; seitdem aber die junge Riesin Amerika zu solcher Schönheit herangewachsen, wandte er

*) Mit Bewilligung des Herrn Verlegers aus Hesse-Wartegg's Noidamerika (3 Bände, Leipzig, Gustav Weigel).

sich von seiner alten Liebe theilweise ab, um sich die Zuneigung der jungen transatlantischen Schönen zu gewinnen.

Und er gewann sie auch, aber erst seit wenigen Decennien. Die Damen brachten die Seebäder in die Mode. In Trouville, Brighton und Scarborough hatten sie kennen gelernt, wie schön und angenehm leicht es sich an der See leben lässt, und wie Amerika in allen Dingen den europäischen Moden und europäischem Geschmack folgt, so war es auch hier ohne Seebäder nicht mehr glücklich. Princessin Mode zog sich von den Landhäuschen aus der Umgebung New-Yorks und aus den Curorten des Inlandes an die See und behauptet sich da bis auf den heutigen Tag.

So bekam denn Amerika seine Seebäder — sein Newport und Nantuket, sein Long-Branch, Atlantic City und Cap May. Newport im kleinen Staate Rhode Island ist der Rendezvous-Platz der amerikanischen Aristokratie, Long-Branch ist die Favorite der New-Yorker eleganten Welt und Atlantic City ist der Stapelplatz der Philadelphiaer Langweiligkeit, die Quäkerstadt an die See verpflanzt.

Die amerikanischen Seebäder sind von denen Europas sehr verschieden und können einen Vergleich mit den letzteren nicht aushalten. In die Seebäder geht man nicht allein um zu baden, sondern auch um sich zu unterhalten, und Amerika hat wohl das Baden gelernt, weiss jedoch nicht, wie sich zu unterhalten. Sind auch an den transatlantischen Küsten die schönsten Hôtelpaläste und Villen zu finden, so fehlen doch die Casinos der französischen, die *Yachting* und *Sporting Clubs* der englischen Seebäder. Es fehlt die Geselligkeit, die freundschaftliche Unterhaltung, das wahre Vergnügen. Es ist überraschend, dass man in dem ungeheueren Bienenkorbe zwischen der Atlantic und Pacific, in dem rastlosen, schnelllebigen, thätigen Amerika überhaupt Orte findet, wo Müssiggang und Nichtsthun an der Tagesordnung sind, Orte, von derselben Bevölkerung wie New-York und Chicago und Boston bewohnt und doch so unendlich ruhig, so gänzlich ausserhalb des fieberhaften Gelderwerbes, des ewigen Speculirens und Calculirens, das doch nirgends mehr zu finden ist, wie eben in den ungeheueren Geschäfts-Centren der neuen Welt. Noch mehr überraschend ist es aber, dass sich das doch so leichtlebige schöne Geschlecht Amerikas nicht zur geselligen Gemeinschaft, zu jenen Unterhaltungen emporschwingen kann, wie man sie in den europäischen Bädern findet.

Die amerikanische Seeküste ist wie eigens für Badezwecke geschaffen; die schöne Mutter Erde, die sich in England in schroffen, hohen Kalkklippen dem Meergott entgegenstellt, schmiegt sich hier so sanft und weich an das Meer wie in Trouville, und damit sich die zarten Schönen Amerikas ihre Füsse nicht verletzen, oder gar wie in Etretat und Brighton zu derben Strohpantoffeln greifen müssen, bestreute sie die ganze Küste von New-York bis herab nach Florida mit so feinem weichen Sand, dass es eine wahre Freude ist, mit nackten Füssen darauf herumzutrippeln. Nördlich von New-York bis nach Canada hinauf ist jedoch die Küste ebenso felsig und steil wie an der Südwestküste Englands.

Long-Branch ist das Prototyp des amerikanischen Seebades. Seine geringe, nur etwa dreissig

Meilen betragende Entfernung von der Metropole des Continentes hat es zum beliebtesten und bekanntesten Bade-Orte der transatlantischen Seeküste gemacht. Zwei Wege, ein Land- und ein Wasserweg, führen von New-York dahin. Der schönere ist die Fahrt mit dem Dampfboote über die herrliche Bai von New-York nach Sandy Hook, die wohlbekannte Landspitze, das erste Stückchen Amerikas, das der Europäer gewöhnlich zu sehen bekommt, sollte er nicht schon zuvor an den Bänken von Newfoundland gescheitert sein. Dann freilich ist es anders. Von Sandy Hook führt eine Eisenbahn nahezu am Rande des Meeres über eine jener langen schmalen Sandbänke dahin, wie sie Ostpreussen und Holland aufzuweisen haben. Eilf Meilen Fahrt durch kahle, neugebaute, wie Schwämme aus dem Boden gewachsene Seebäder bringen den Besucher nach Long-Branch.

Wie in den europäischen Bädern, so macht sich der Geschäftsgeist der Hôtelbesitzer auch hier schon bei der Ankunft am Bahnhofe breit, wo ein halbes Hundert Omnibusse bereitstehen, die Badegäste nach diesem oder jenem Hôtel zu führen. Man kann sich glücklich schätzen, wenn man den Ueberfällen der Kutscher und Conducteure mit heiler Haut entrinnt. Ein Schreien und Lärmen, ein Gedränge und Stossen, das Einen zur Verzweiflung bringen könnte. Endlich ist man in einen Omnibus gestiegen, oder besser gesagt, geworfen worden. Die Thüre wird zugeschlagen und fort geht's, dem Orte zu, der sich, wie Brighton, auf mehrere Meilen weit längs der Küste hinzieht. Long-Branch ist so lang, als man Lust hat, eigentlich noch viel länger, denn die ganze Meeresküste, von Sandy Hook herab bis

Cap May, der Südspitze von Neu-Jersey, ist, wie gesagt, ein einziges Seebad, und da in dem „freien“ Amerika zwischen den einzelnen Bade-Oertchen keine Schlagbäume und Schilderhäuser stehen, und man nicht weiss, wo das eine aufhört und das andere anfängt, so kommt man aus Long-Branch eigentlich gar nie ohne Benützung der Eisenbahn heraus — selbst wenn man wollte.

Und was ist der Ort? Eine unendlich lange Reihe von grossartigen Hôtel- oder besser Casernbauten und kleinen eleganten Landhäuschen in Reih' und Glied, auf kahlem gelben Sande stehend, die Fronten dem Meere zugewendet. Alles Tannenholz in Oelfarbe, grüne Fensterläden, breite Verandas um das Haus und hohe Fahnenstangen auf dem Dache. Hier ist der Sitz der Crême, des leichten Schaums der New-Yorker Codfish-Aristokratie. Ihm gegenüber der leichte Schaum des Meergottes, in langen Wellenlinien auf dem Strande spielend. Und zwischen beiden eine schöne, ebene breite Fahrstrasse, die gegen die See zu von einem schattenlosen Fusswege mit kleinen Pavillons und Sitzbänken begleitet wird. Unterhalb dieser Promenade, am Fusse einer etwa zwanzig Fuss hohen Klippe, ist der Meeresstrand mit seinen zahlreichen Badehäuschen.

Ausser dieser fashionablen „*Avenue*“ — die in mehr als einer Beziehung dem „*Drive*“ von Brighton gleicht — sind wohl noch viele andere Strassen landeinwärts zu. Allein es sind traurige Strassen, ohne Baum und Gras — auf weissem Sand erbaut — und von der einzigen Attraction — dem Meere — über eine Meile weit entfernt. Dennoch sind alle Häuser und Häuschen in diesen Vorstädten, oder vielmehr Hinterstädten von Long-Branch ebenso mit Gästen überfüllt wie die „*Sea Avenue*“ selbst. Und warum? Es ist eben New-Yorker Mode, in Long-Branch den Sommer über zu wohnen, und ob es nun in den eleganten Kartenhäuschen am Meere, oder in den Bretterhütten dahinter ist — es gilt während der nächsten Wintersaison in der Hauptstadt gleich: man hat eben in Long-Branch gewohnt!

Es ist merkwürdig, dass London mit seinem aristokratischen Quartier, seinem Westende, Long-Branch als Beispiel gedient. Auch hier ist das Westende mit dem grossartigen, aber hölzernen Westend-Hôtel, der Villa des ehemaligen Präsidenten Grant, und anderen eleganten Bauten der fashionable Theil, und man ist hier wirklich überrascht von der Pracht der Toiletten, der Schönheit der Equipagen und Pferde, vom Reichthum der Hôtel-Parlours oder „Salons“! Man könnte sich nach Saratoga oder Vichy oder Baden-Baden versetzt fühlen, wüsste man nicht, dass diese glänzende Aussenseite hier wie im ganzen eleganten Leben Amerikas nur innere Beschränktheit deckt. In Amerika ist viel Pracht, aber ohne Comfort. So in den Hôtels: Ueberall sind die Empfangsräume, die Speisesäle und Salons mit überraschender Eleganz möblirt und anscheinend die arabischen Märchen verwirklicht; aber sähe man erst die eigentlichen Wohnräume, die Schlafzimmer etc., so ist man enttäuscht von ihrer grenzenlosen Kahlheit und Einfachheit. Kleine Käfige, wo man sich versucht fühlen könnte, sich, um Raum zu gewinnen, die Haare zu schneiden. Keine Bilder, keine Teppiche, keine Möbel — bis auf das Bett und den Waschtisch. Das ist die vielgerühmte Pracht der amerikanischen Hôtels. Ebenso ist es mit dem Theater und dem Concertsaale. die Long-Branch besitzt. Man spielt Alles vom französischen Lustspiele bis zur classischen Tragödie, vom Strauss'schen Walzer bis zur Haydn'schen Schöpfung — aber fragt mich nur nicht wie! Man besucht diese Locale, besetzt alle Tische, aber welches Verständniss bringt man den Aufführungen entgegen!

Desto schwerer und echter ist es mit dem Aufwand an Toiletten und Equipagen. Worth's berühmte Toiletten sind am Strande von Long-Branch viel häufiger zu finden als in Trouville oder Brighton. Die Brillanten glänzen hier feuriger wie in den Sälen der alten französischen Aristokratie, und die Equipagen, Pferde und Geschirre sind ebenso reich wie auf der Praterstrasse in Wien. Auf der grossen Avenue findet man dasselbe Leben wie auf der *Avenue de la Grande Armée.* Carrossen fliegen vorüber, von reichen Rentiers sicher gelenkt. Offene Landauer, steife Diener auf dem Bock und nachlässig hingestreckte Schöne auf den Kissen im Innern, Reiterpaare auf feurigen Kentucky-Pferden, und elegant gekleidete Fussgänger auf den Promenaden.

Aber das grösste Leben findet man am Fusse der Klippen, an den Ufern des launischen Meeres, das hier ebenso leicht tödtet, als es liebkost, denn Long-Branch ist berüchtigt wegen der grossen Zahl von Menschenopfern, welche es alljährlich während der Badesaison fordert. Auch die Schiffstrümmer, die hie und da aus dem weichen Sande hervorlugen, ein Stückchen Tau, eine zerrissene Kette beweisen zur Genüge, dass das schöne Meer bei all' seiner Schönheit hier ebenso treulos sein kann wie — das Weib. Und auch die Seepflanzen am Strande —

man fängt sich in ihren unter dem weichen, zarten Sande verborgenen Schlingen — erinnern sie nicht ebensosehr an das Weib? Nur dass jene dies unbewusst und zufällig, diese jedoch gar nicht selten — systematisch betreiben.

Für das Weib ist der Ocean ein ewiger Carneval, ein alter, vergnügungslustiger Knabe, dem es sich ungenirt in die Arme werfen kann. Er umfängt sie und küsst sie und spielt mit ihr wie mit seinem Bräutchen. Er wiegt sie auf seinen Armen, und — hierin beweist er seinen überirdischen Charakter — er lässt sie unverletzt und ohne gebrochenes Herz weiterziehen. Aber dafür kommt die kleine Schöne auch wieder, immer wieder, und *enfin* ist es nicht besser, so einige Monate hindurch täglich schäkern zu können, als ihr einmal das Herz zu brechen?

Das Baden ist der schönen Welt hier leichter und angenehmer gemacht als in den europäischen Seebädern. Während in den letzteren beide Geschlechter auf das strengste von einander geschieden sind, badet man hier lustig und ungenirt untereinander, ja noch mehr, es ist sogar die Pflicht der Herren, irgend eine oder zwei Damen unter ihren persönlichen Schutz zu nehmen, sie in's Wasser zu geleiten, sie über die Wellen zu halten und sie bei ihren Schwimmversuchen zu unterstützen. Im Wasser wird bald Freundschaft geschlossen, und selbst wenn man sich in den Salons zu Lande kaum anblickt, ist man im Wasser miteinander mehr als vertraut. Im Wasser und am Strande wird Alles zum Kinde — Frauen und Männer und Mädchen, Alles ist im tollen Durcheinander, lacht und schäkert und spielt. Man wirft sich in den Sand und bewirft sich gegenseitig den ganzen Körper damit, und balgt sich herum, bis eine grosse Welle unter lautem Jubel und Geschrei über Alle hinwegstürzt und sie fur einen Augenblick begräbt. Aber kaum ist die Brandung vorüber, als auch schon das tolle Treiben auf's Neue beginnt.

Man bleibt in Amerika durchschnittlich viel länger im Wasser als in England und Frankreich,

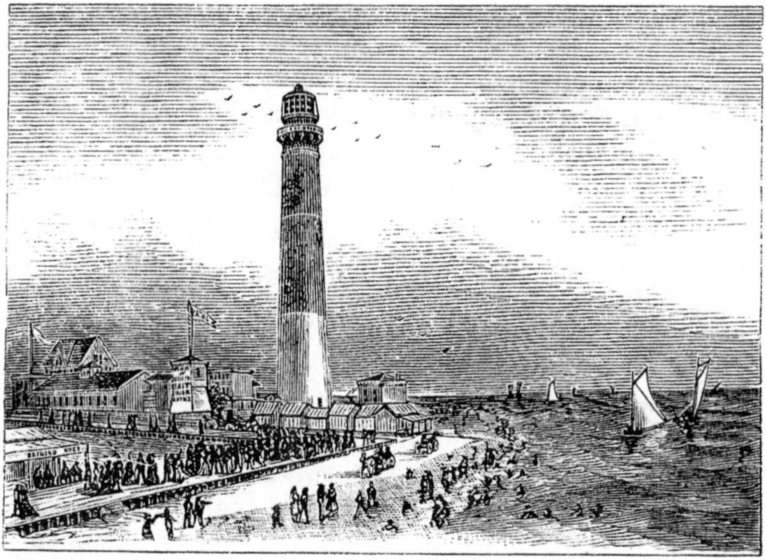

LONG-BRANCH.

wo es als Regel angesehen wird, nicht über ein Viertelstündchen in der See zu verweilen. Hier weilt man während des Vormittags stundenlang im Wasser, oder zum Wenigsten im Bade-Anzuge, indem man die Zeit etwa wie die Amphibien zwischen Land und Wasser theilt.

Aber die Bade-Anzüge! Nichts ist schrecklicher als diese dunkelblauen weiten, schmucklosen Flanellsäcke, die bei Herren und Damen vom Halse bis an die Knöchel reichen! Wenn man in diesen schweren Büsserkutten in's Wasser schreitet, dann begreift man, warum alljährlich so viele Badende hier ertrinken. Weshalb die schöne Welt Amerikas sich in diese Säcke vergräbt, in denen selbst Venus hässlich aussehen müsste, und nicht die leichten und schönen französischen Bademoden adoptirt, ist unbegreiflich — es wäre denn, sie wollten ihre ausgesprochene Magerkeit verbergen, die viele Illusionen zerstören könnte. Es ist überhaupt ein merkwürdiges Ding um den sogenannten Anstand. Auch er ist den launischen Moden unterworfen. Während die Schönen am Abend bei den häufig stattfindenden Tanzkränzchen oder hier sogenannten „*Hops*" doch Hals, Busen und Arme entblösst tragen, würden sie eher vor Scham vergehen, als sich in derlei Kostüm dem doch so alten Ocean in die Arme zu werfen!

Die Badehäuser sind in Long-Branch und den anderen Seebädern sehr bequem eingerichtet. Jedes Hôtel, ja sogar jedes einzelne grössere Landhäuschen hat sein eigenes Badehaus am Strande. Aber dennoch lassen Viele sich es nicht nehmen, schon in ihren Häusern Toilette zu machen und in dem hässlichen Kostüme durch die Strassen nach dem Meere zu wandern. Sie können zum Wenigsten sicher sein, dass kein neugieriges Auge ihnen folgt!

Ausser den Bädern ist der abendliche Tanz in den Hôtel-Salons und der damit verbundene Klatsch das einzige gesellige „Vergnügen". Den Nachmittag pflegt man durch Fahren und Reiten auf der *Grand Promenade* zuzubringen, wenn man Wagen und Pferde besitzt. Der Rest der Badegäste promenirt an der Seeküste oder ruht unter den amerikanischen Hôtels, eigenthümlichen breiten Verandas — hier Piazzas genannt — auf den obligaten Schaukelstühlen, halb ein Opfer der Concert-Productionen des Hôtel-Orchesters, halb in Morpheus' Armen gewiegt. Die in England so beliebten Spazierfahrten auf dem Meere sind hier in den meisten Bädern gänzlich unbekannt, wozu wohl auch die hier immer unruhige, wellenbewegte See beitragen mag. Dagegen werden alljährlich in der Nähe von Long-Branch die berühmtesten Pferderennen Amerikas, die *Monmouth Park races*, abgehalten, die dem fashionablen Bade-Orte alljährlich für wenige Wochen ungewöhnliches Leben verleihen. Alle bekannten Grössen des Turfs geben sich hier ein Rendezvous, all' die Belmonts und Lorillards und Havemeyers und wie sie Alle heissen mögen — aber ein Derby ist es trotz alledem nicht geworden!

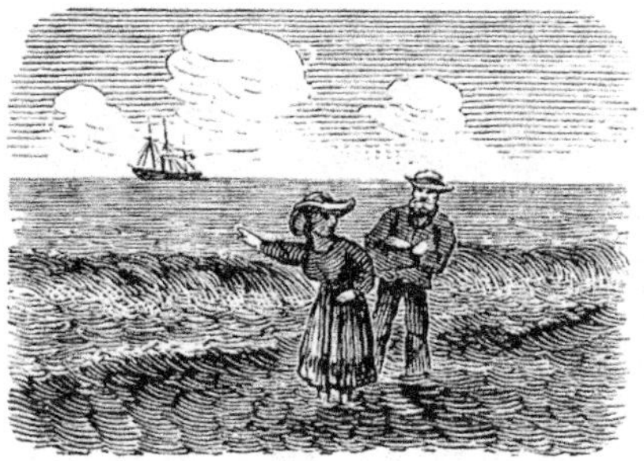

Newport.

Wenn irgend eine Insel Nordamerikas mit der herrlichen Perle von England, mit der Insel Wight, verglichen werden kann, so ist es Aquidnec, die „Insel des Friedens", im Meerbusen von Rhode Island. Die Indianer, die vor Jahrhunderten auf ihr gehaust, tauften sie „Insel des Friedens". Die Weissen, die ihnen schon vor langer Zeit das Kleinod abnahmen, liessen ihr bis heute den schönen Namen, wiewohl sie heute zur Insel des Reichthums, der Pracht, des aristokratischen Lebens geworden.

Newport, das erste Seebad Amerikas, wenn nicht der Welt, liegt auf ihren Klippen.

Aquidnec bietet wohl nicht jene Naturschönheiten wie die Insel Wight, aber die Millionen der Newporter Badegäste ersetzten sie durch die Kunst. Lasse man den Holländern den Besitz der Sunda-Inseln, lasse man den Spaniern ihr Cuba, den Engländern ihre Bermudas. Die Inseln werden reich genannt. Man hebt ihre Schätze aus dem Boden und pflückt ihre Früchte von den Bäumen und sendet sie fort. Auf Aquidnec jedoch ist das Gold ansässig, hier bleibt es und neues Gold, neue Millionen kommen stets hinzu. Ja, man kann getrost sagen, das Meer hält nirgends mehr Millionen umschlungen als eben in Newport während der Bade-Saison.

Newport ist nämlich die grosse Hauptstadt der kleinen Insel und der Rendezvous-Platz der Millionäre Amerikas, das „*Sanssouci*“ aller Jener, welche die Vorsehung mit Glücksgütern überreich gesegnet hat. Aber dabei ist Newport doch auch wieder das einzige Stückchen Europa, das man in Amerika findet, denn Geist und Adel haben hier gleiche gesellschaftliche Vorrechte wie das Gold.

Diese Vermischung von Geist, Blut und Gold ist es, welche Newport den Stempel der Vornehmheit, der Hegemonie unter den atlantischen Seebädern aufdrückt. Die Bürger, die Mittelclassen halten sich von Newport fern oder werden vielmehr durch die Exclusivität ferngehalten, mit welcher sich die Badegäste umgeben. Und dabei ist es ganz eigenartig, ein Landaufenthalt und ein Seebad zugleich, kurz, eine ganz eigene Gattung von Bade-Ort.

Vor Allem fehlen Newport die überraschend grossartigen, dem Meere zugewendeten Strassenfronten, wie sie Brighton und Trouville und theilweise Long-Branch besitzen. Der schönste Theil, das Quartier St. Germain, von Newport liegt ganz ausser Sicht, ja selbst ausser Gehörweite des Meeres. Die prachtvollste und vornehmste Strasse Newports, die Bellevue-Avenue, wurde von ihren Erbauern so sicher und gut vor dem Meere versteckt, dass man sich zwischen ihren Villen und Gärtchen, wie im

Herzen des amerikanischen Continents, tausend Meilen von aller See entfernt, zu befinden glaubt. Ebenso ist es mit den Hôtels von Newport: alle drei, das „Ocean-“, „Aquidnec-“ und „Atlantic-Hôtel“ sind trotz ihrer nach Meerwasser riechenden feuchten Namen so tief im Lande drinnen, als wollten sie mit den Seejungfrauen „Verstecken“ spielen. Es kann nichts Ungeschickteres geben als die Lage dieser Hôtels. An der See zu leben und sie nicht stets vor Augen zu haben, ist wie eine schöne Frau zu besitzen und sie nicht zu geniessen. Ist dies nicht das grösste Opfer, das man sich auferlegen kann?

Und dabei ist die Bellevue-Avenue gleichzeitig die fashionabelste Strasse des ganzen Seebades! Glücklicherweise kamen im Laufe der Jahrzehnte noch mehr fashionable Gäste nach Newport, und als die Bellevue-Avenue für all' die Millionär-Cohorten zu klein geworden, da breitete sich das elegante Quartier immer mehr aus. So entstanden die der Küste näherliegenden Strassen, die Bath Road, Cliff Walk, Touro Street u. s. w., von wo aus die Damen Newports wenigstens aus der Ferne mit dem alten, aber ewig jungen Papa Neptun liebäugeln können. Wussten die Mütter vielleicht aus eigener Erfahrung, dass es gefährlich sei, mit dem alten Roué in der Nähe zu kokettiren? Ja, Neptun hat dies, seinen Geschlechts-Genossen am Lande mit bösem Beispiel vorangehend, gar häufig bewiesen, und da man wusste, dass reiche Erbinnen besonders willkommene Beuten sind, hielten es die Millionäre von Newport wahrscheinlich gerathen, ihre Töchterchen ausserhalb der gefährlichen Nachbarschaft unterzubringen.

So fehlt denn unserem Seebade die Hauptcharakteristik seiner Rivalen: das Meer und ausserdem auch das grossartige Hôtel-Leben, das sich besonders in den Bädern Amerikas so protzig breit macht. In Newport ist dieses Hôtel-Leben unbekannt. Die drei vorhandenen Hôtels fristen kümmerlich ihr Dasein, nur von der kargen Zahl der Eintagsbesucher gefüttert und gemieden von Jenen, die Newport des Meeres wegen besuchen.

Aber an der Stelle der prachtvollen Hôtels anderer Seebäder besitzt Newport ungleich Besseres, eine Legion von 600 bis 700 Privat-Residenzen, eine schöner als die andere, sämmtlich mit prächtigen, schattigen Gärten umgeben. Alle möglichen Baustyle sind hier in glücklicher Vereinigung vorhanden — französische Villen, Schweizer Schlösschen, englische Cottagen, und jede einzelne dieser reizenden Residenzen ist dabei so solid und in so ausgesuchter Eleganz ausgestattet und eingerichtet, dass man kaum irgendwo — Europa nicht ausgenommen — Gleiches finden dürfte. Wenige dieser Villen dürften unter 100.000 Dollars Kosten erbaut worden sein, und bei Vielen belaufen sich die Baukosten auf $^1/_4$ Million. Kaum die Hälfte der Villen wird während der zwei Monate dauernden Saison von ihren eigentlichen Besitzern bewohnt, denn ein grosser Theil der Letzteren befindet sich den Sommer über auf Reisen oder in einem europäischen Bade. Dadurch jedoch, dass diese leerstehenden Villen nur für unglaubliche, bis zu 10.000 Dollars steigende Summen die kurze Bade-Saison über vermiethet werden, ist die Exclusivität der Newporter Gesellschaft von vorneherein gesichert.

Und wie von aussen, so sind diese paradiesischen Residenzen auch im Innern mit ausgesuchter

Pracht und grösstem Reichthum ausgestattet. Man dürfte auf Erden kaum ein anderes Plätzchen finden, wo unter so kleinem Dache und auf so geringen Raume grössere Schätze aller Art aufgehäuft wären: Gemälde von Europas grössten Künstlern, die reichsten Juwelen, die theuersten Möbel — Gold und Marmor und Krystall, in ihrer Pracht nur durch Gardinen und Teppiche von gleich hoher Pracht gedämpft.

Hier kann man sehen, zu welchem Comfort der Reichthum helfen kann, und selbst die Natur scheint hier den Millionen zu schmeicheln, denn der Epheu schlingt sich an den Häusern empor, sorgsam nehmen sie die hohen, dichtbelaubten Bäume unter ihr schattiges Laubdach, und sanft schmiegt sich der Rasenteppich unter dem Füsschen der glücklichen Bewohner. Kühle Lüfte umfächeln die Gärten, und der klarste blaue Himmel überspannt zur Sommerszeit das ganze Newport und die Insel, die es ziert.

Hat man diese prachtvollen Residenzen gesehen, dann kann man es in der That nicht nur verzeihlich, sondern sogar begründet finden, wenn ihre Bewohner das *dolce far niente* dem Baden in der See vorziehen. Hier in dem kühlen Schatten der Bäume zu ruhen und in den Avenuen umherzuschlendern, kann unter Umständen mehr Vergnügen gewähren als das lustige Plätschern und Spielen am Strande des Meeres. Und dieser Strand ist in Newport durchaus nicht günstig zu nennen. Wohl giebt es zwei durch Klippen geschützte Badeplätze, gewöhnlich „*the first*“ und „*the second Beach*“ benannt, und wenn auch schöne Privat-Badehäuschen und aller möglich Comfort das Baden erleichtern, so ist doch das

Wasser voll Seegras und allem möglichen Unrath. Von 1 Uhr Mittags bis 3 Uhr gehört der Badeplatz dem stärkeren Geschlecht, und in diesen Stunden geht es im Wasser noch lebhaft genug her, allein während der den Damen gehörigen Vormittage ist das Bad nur wenig besucht. Die Damen Newports thun, als wären sie mit dem Ocean vermält. So

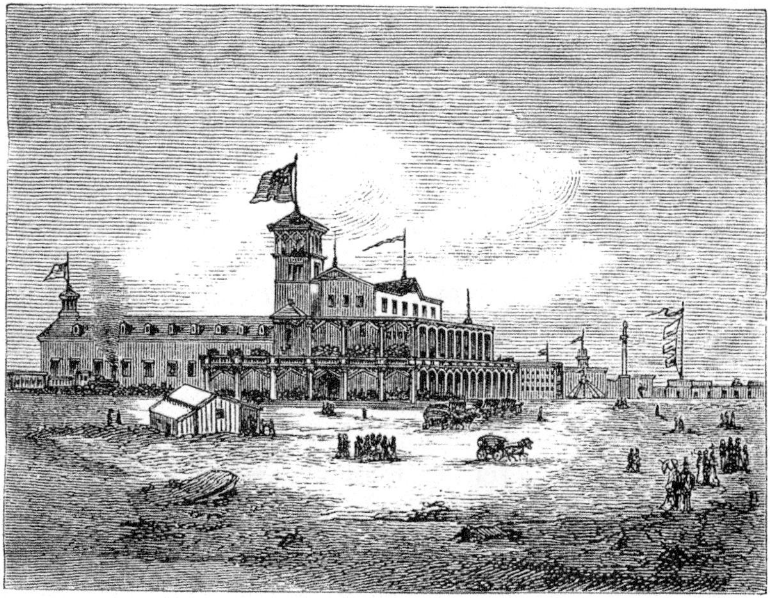

NEWPORT.

selten suchen sie seine Gesellschaft.

Die alte Wahrheit, dass die Schönheit am reizendsten gekleidet ist, wenn sie am wenigsten gekleidet ist, kann man am besten auf die Bade-Anzüge anwenden. Jene junonische Schönheit, welche in einem derartigen, aller Anmuth und Grazie entbehrenden Kostüme schön erscheinen würde, ist noch nicht geboren. Selbst die vollständige Nudität wäre mehr ästhetisch als das Erscheinen in den schrecklichen Kostümen: darum beschränkt sich das schöne Geschlecht unter den Badenden auf Backfischchen und ältere Damen, welche die Gesellschaft aufgegeben haben, oder vielmehr, welche von der letzteren aufgegeben worden sind.

Die Curgäste Newports kommen in das Seebad weniger um zu baden, sondern um das Leben am trockenen Lande in vollen Zügen zu geniessen, und kein Plätzchen der Vereinigten Staaten ist hierzu geeigneter als Newport. Das Hauptvergnügen besteht tagsüber im Ausfahren. Dazu bringen sich die Curgäste der schönen Sommerstadt Pferd und Wagen aus der Hauptstadt mit. Mit ihrem Gelde wurden die Strassen der kleinen Insel in die herrlichsten Fahrwege, die schattigsten „*drives*“ verwandelt, und auf ihnen sieht man tagsüber, vom frühen Morgen bis Mitternacht, Hunderte von Fuhrwerken vorüberjagen. Vom kleinen Pony-Phaëton bis zum ambitiösen vierspännigen Landauer sieht man hier alle möglichen Gattungen von Equipagen, bespannt mit prächtigen amerikanischen Trabern, die den Haupt-Avenuen Newports, vorzüglich aber der schönen, längs der Küste hinlaufenden Ocean-Avenue einen wahrhaft grossartigen Charakter verleihen, der kaum in Nizza oder Baden-Baden grossartiger sein könnte. An schönen Nachmittagen und besonders dann, wenn das nahegelegene Militärfort Adams für Besucher geöffnet wird, könnte die Auffahrt der Newporter Millionäre beinahe einen Vergleich mit den Nachmittagen in Rotten-Row oder in der Prater-Allee aushalten. Dann spielt die Musik im Fort, und die Gesellschaft, die sich hier versammelt, um den Melodien zu lauschen und sich zu unterhalten, kann an Glanz, Reichthum und klangvollen Namen in keiner Stadt Amerikas übertroffen werden. Es ist das Cascine Amerikas. Die Männer sind wahre Cavaliere, die Damen in Grazie und Anmuth wahre Ladies, und was noch mehr ist, sie scheinen Alle auf dem besten Fusse mit einander zu stehen.

Auf den Glanz der Toiletten wird hier kein Werth gelegt. Alles ist einfach und schmucklos, aber dabei elegant und bequem gekleidet; die wahre Toilettenpracht wird erst bei den privaten Soiréen und Empfängen entfaltet. Während man bei Tage sehen kann, wie die vielgerühmten Schönheiten Amerikas bekleidet aussehen, kann man sie in ihren Abend-Toiletten an Arm, Hals und Busen unbekleidet sehen. und diese Toiletten stehen ihnen offenbar besser zu Gesicht als die Bade-Kostüme des Morgens.

Wie man sieht, sind die puritanischen Sitten bei den Tänzen und Empfängen nicht adoptirt. Zur Freiheit des Geistes gesellt sich die Ungezwungenheit im Benehmen, die vornehme Nonchalance im Umgang. Wer aber an den glänzenden Soiréen in den Privathäusern oder den beiden Clubs von Newport keinen Gefallen findet, dem bieten die herrlichen Promenaden längs der Klippen, die kleinen Parks und „Groves“ vielleicht noch grösseres Vergnügen. Er findet lauschige Plätzchen zum Kosen, alte Ruinen, verfallenes epheubedecktes Gemäuer, um zu schwärmen, und prächtige Küsten, um dem Spiele der Wellen zu lauschen.

Aber weitere Ausflüge in die Umgebung von Newport sind von gleichem Interesse, wie die Stadt selbst, — die Dumplings, jene eigenthümlichen, ruinengekrönten Klippen, Fort Adams mit seiner prachtvollen Aussicht auf die Stadt, Ausflüge zu Wasser nach dem nahegelegenen Festlande oder anderen Inseln — alles das vereinigt sich zu einem Kranze von Perlen, die den herrlichen Edelstein, die Stadt, umgeben. Von dem schmutzigen Strassenleben des alten Stadttheiles hat Newport nichts zu leiden. Die krumme, enge Thomes Street ist von der eleganten Bellevue-Avenue gesellschaftlich so weit entfernt wie die Pole vom Aequator.

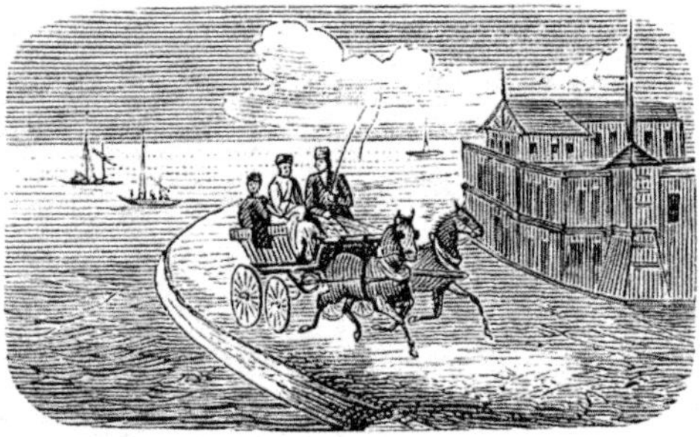

Das Seebad Californiens.

Santa Cruz ist das „Trouville“ von Californien. Eine über zweihundert Jahre alte spanische „Mission“ hat ihm den Namen gegeben. Die Mission liegt in Ruinen, das Seebad ist in seiner Blüthe.

Man darf sich indessen ein californisches Seebad nicht etwa wie ein französisches vorstellen. Sie haben mit einander nichts gemein, nicht einmal das Wasser. In Eleganz und Vornehmheit sind sie ebensosehr Antipoden, wie es Paris und die Minenstädte der Sierra Nevada sind: in Trouville ist es Paris, das sich den Sommer über am Meere ansiedelt, in Santa Cruz sind es die Minenstädte mit ihren rauhen Bewohnern.

Santa Cruz ist eigentlich eine Binnenstadt, denn es ist zwei englische Meilen vom Strande des Stillen Oceans entfernt. Damals, als die ersten Ansiedler nach Santa Cruz kamen, galt ihnen das alte ruinenhafte Missionshaus auf dem Berge droben mehr als der Strand, und sie rechneten gewiss nicht darauf, dass fünfzig Jahre nach ihrem Tode unfern von ihnen eine Weltstadt stehen würde, die Metropole des Stillen Oceans, San Francisco. Ebensowenig ahnten sie, dass in diesem San „Frisco", wie es der Californier tauft, so viele Millionäre wohnen würden, die nicht wüssten, was mit ihrem Gelde zu beginnen; dass aus jener Mischung der spanischen mit der englischen Race ein herrlicher Schlag von Mädchen hervorgehen würde, kokett, schön, nach romantischen bewegten Abenteuern dürstend.

Dazu ist nun ein Seebad, wie allen Europäern männiglich bekannt, ganz vorzüglich geeignet, und besonders wenn es so angelegt ist wie Santa Cruz. Es ist trotz der eleganten Welt, die es alljährlich besucht, noch recht primitiv geblieben, was seinen Reiz nur erhöht. Die kleinen mittelmässigen Hôtels, die unbequeme Entfernung zwischen Strand und Stadt und die Langweiligkeit der letzteren liessen nämlich unmittelbar am Strande, umbraust von den ewigen Accorden der schaumspritzenden Brandung, eine Anzahl reizender Zeltlager entstehen, in denen Hunderte und Tausende, Männlein und Weiblein, ein recht freies, ungezwungenes Leben führen. Mode und Eleganz, Glanz und Luxus treten hier nur vorübergehend an die Oberfläche des Saison-Lebens. Der Strand besitzt noch nicht den Luxus jener Batterien von Bade-Cabinen wie jener von Trouville oder Ostende. Santa Cruz ist eben ein Bade-Ort, wo die urwüchsigen Töchterchen der Sierra Nevada sich mit den verfeinerten Salondamen von „Frisco" vereinigen, um einen Monat hier in Sorglosigkeit zu verweilen; die Ersteren, um ganz der Natur zu leben, die Letzteren, um mit ihr zu kokettiren, wie in jenen Fischerdörfchen der Picardie, wo die Pariser

Dämchen den ganzen Tag (und in der Nacht erst recht) in Schwimmanzügen stecken.

Santa Cruz ist glücklicherweise San Francisco sehr nahe gelegen, und die Ehemänner können gemächlich des Morgens an der „Stock Exchange“ ihre Minen-Actien verkaufen und des Nachmittags in Santa Cruz ihren Frauen dennoch in die Arme fallen. Natürlich ist in Californien, diesem altmexicanischen — jetzt allerdings eher neuchinesischem — Staate Alles „San“, Alles heilig, „heiliger Franciscus“ „heilige Barbara“, „heiliger Josef“ und endlich „Santa Cruz“, heiliges Kreuz, so dass die Californier bei der Auffassung ihrer Eisenbahnstationen die ganze Litanei beten und alle Heiligen anzurufen scheinen. Aber ich brauche nicht erst ausdrücklich zu versichern, dass es in Californien ebenso wie anderwärts in Amerika nur zum Schein Heilige giebt. Am allerwenigsten hätten die beiden Seebäder Californiens Santa Monica im Süden und Santa Cruz in der Monterey-Bai so heilige Namen verdient, denn wem ist in einem Seebad etwas heilig? Wenn man all' diese Namen, zu denen noch Sacramento, Los Angelos, ein paar heilige Jungfrauen und Monstranzen kommen, liest, so wäre man wirklich verleitet, statt in Schwimmhosen mit einem Weihrauchfass in's Seebad zu steigen. Aber man wird über diese californische Heiligkeit schon am ersten Tage aufgeklärt.

Die ganze Badezeit ist für die Damen eigentlich nichts als eine Theater-Saison mit täglich zwei Vorstellungen: einer Matinée- und einer Abend-Vorstellung. Jede Dame ist ihre eigene Directrice und spielt auf eigene Rechnung. Bei beiden Vorstellungen ist die Toilette selbst gewählt und sehr leicht. Der

Schauplatz der Abend-Vorstellung sind die Salons, jener der Morgen-Vorstellung concentrirt sich auf den circa 300 Schritte langen Badestrand. Im weichen Sande lagern dort die dichten Gruppen der Zuschauer, die an Zahl die interessanten Bade-Carnevalisten vor ihnen beiweitem übertreffen. Nicht nur die Sommergäste, auch Einwohner halten hier tagtäglich diese amusante Revue ab und scheinen ebensowenig wie Vater Neptun je seines Wogenspiels, wie der sonstigen Naturstudien müde zu werden. Unter diesen letzteren spielen natürlich die Evatöchter die Hauptrolle. Alle Genres des weiblichen Schauspielerthums von der Naiven bis zur Tragödin und Dame „für Alles“ sind da vertreten. Die Trouviller See-Toiletten haben hier zwar keine sehr allgemeine Nachahmung gefunden, glücklicherweise aber auch nicht die Bussetracht der badenden Puritaner. Lilienweisse volle Armee, plastische Beine, die jeden Bildhauer vom Fach begeistern müssen, liliputanische Füsschen und zuweilen — allerdings nicht häufig — die Formenpracht einer badenden Venus, durch das nasse, sich anschmiegende Badekleid verrathen, bilden die Staffage des reizenden Seebildes. Wo die Schönheit fehlt, da kommt künstliche Auftackelung zu Hilfe. Professor Daily, der Bademeister und Schwimmkünstler von Santa Cruz, könnte davon erzählen. Er ist ein prächtiger Kerl, dieser Professor! Er ist der einzige Theilnehmer an den lüsternen Freuden des alten Meergottes. Wie der Letztere, so umfasst auch er all' diese Erd-Nymphen mit seinen musculösen Armen, Alle, ohne Unterschied müssen sich, der starken Brandung wegen, von Professor Daily in's Meer tragen lassen. Ein wahrer Triton, waltet er während acht Stunden im Tage unaufhörlich seines reizvollen Amtes, umfasst die schlanken und vollen Taillen und trägt die federleichten oder centnerschweren Gestalten der lernbegierigen modernen Meeresgöttinnen nach dem Wasserreich. Wenn dieser unentbehrliche Freund der badenden Californierinnen Schönheitssinn besitzt, so werden ihm bei diesem handgreiflichen Ge-

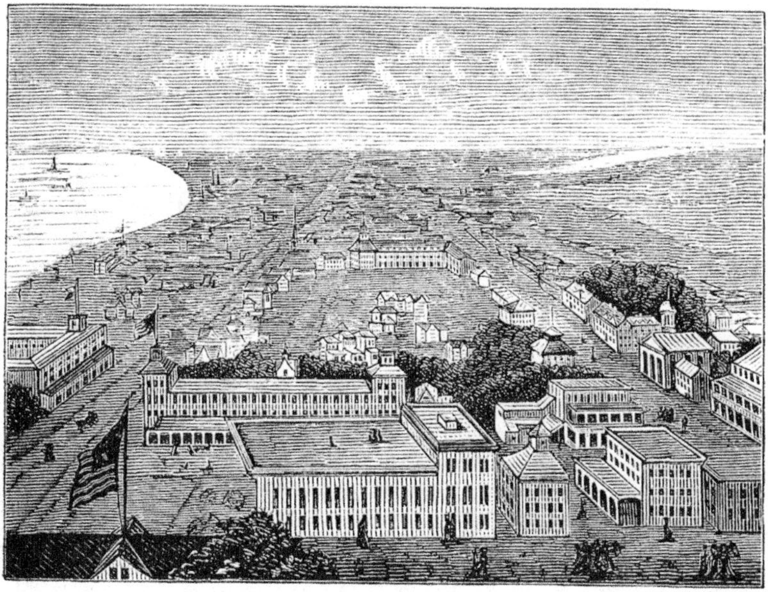

SANTA CRUZ.

schäfte entschieden befriedigendere Wahrnehmungen zu Theil als den übrigen badenden und nicht badenden Anwesenden des starken Geschlechtes. Warum? Weil selbst die schönsten Mädchen, sobald sie das nasse, unerbittlich Alles nivellirende Element verlassen, doch nur grausame Burlesken weiblicher Schönheiten sind! Wenn nur nicht diese unkleidsamen, groben, breiten Fischerhüte die Hauptreize der californischen Schönen, die Gesichter, verhüllen würden.

Und dabei fehlt es nicht an sonstigen Bekleidungs- und Lebensrettungs-Extravaganzen. Hier trägt eine Schönheit eine Schleiermaske über dem Gesicht, gelblederne Armhülsen, Gamaschen u. s. w., als gälte es nicht, ein Seebad zu nehmen, sondern aus der Tiefe des Meeres Schwämme heraufzuholen! Dort hat ein fast 400 Pfund wiegender weiblicher Coloss einen Lebensrettungs-Apparat um die umfangreiche Taille geschnallt, während sich die Männer hingegen am liebsten sogar des Allernothwendigsten und Unentbehrlichsten entledigen möchten! Und diese Strand-Scenen! Welche Typen, welche Gestalten und Gruppen! Hier sind sie Alle vereinigt, die armen Mineure, die rauhen verwitterten „Prospecters" aus der Sierra droben, die reichen Goldonkels und Eisenbahnkönige und Minen-Krösusse aus San Francisco — kurz alle jene Gestalten und Nationen und Racen, die sich, aus China, Mexico, dem Indianer-Lande und aus — Europa kommend, in diesem Zauberlande angesiedelt haben!

Und diesem belebten Bilde dient eine der schönsten Scenerien der Welt als Hintergrund. Blumen und Wald, Berge und Meer — giebt es ein vollkommeneres Ensemble landschaftlicher Scenerie, wenn dazu halb tropische Farbenpracht in allen möglichen Nuancen und Zusammenstellungen dieses Ensemble noch reizvoller machen? Es ist in der That ein Bild aus den Tropen. Den Mittelpunkt desselben bildet das Meer, jene tiefblau-krystallene Wassermasse, klar und glänzend wie ein Saphir, dessen bewegliche Kanten als Strandwogen den feinen weissen Sand überschäumen und die gelben, senkrechten Klippen der weitauslaufenden Bucht von Monterey umpeitschen! Darüber spannt sich der wolkenlose Azur, kaum von der gleichfarbigen Meeresfläche zu unterscheiden. Blickt man um sich, so liegen weit hinten am Horizont die amphitheatralisch übereinander aufsteigenden Berglinien der Coast-Range und der Sierra Nevada und davor die sanfteren Laub- und Blumen-Gebilde der Thalsenkung, in welcher Santa Cruz mit den weissen hölzernen Häuschen gelegen ist. Ihre Vorder-Terrassen und Gartengelände gemahnen uns an die romantischen Küstenstädte Italiens.

Entschieden ist ein Aufenthalt in diesen Gegenden der californischen Seeküste mit Naturreizen verknüpft, von denen man sich in Europa kaum eine Vorstellung machen kann. Nur Wenigen ist es vergönnt, diese Scenerie mit eigenen Augen zu sehen und dieses Leben selbst zu leben, denn zwischen Trouville und Santa Cruz liegen eben — 7500 Meilen.

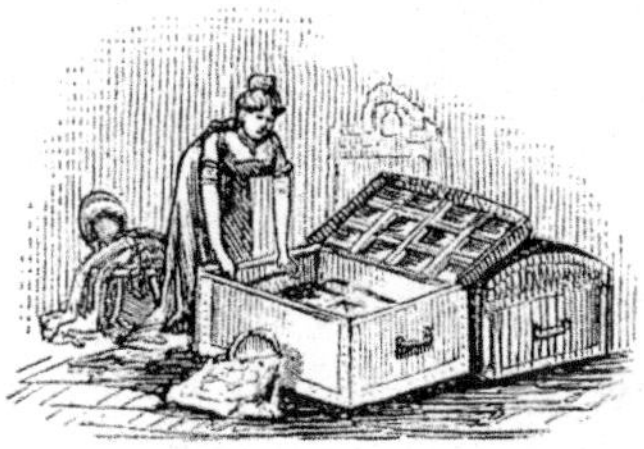

INHALT.

A. Hartleben's Verlag in Wien, Pest und Leipzig.

A. Hartleben's Verlag in Wien, Pest und Leipzig.

A. Hartleben's Verlag in Wien, Pest und Leipzig.

DRUCK VON R. v. WALDHEIM IN WIEN.

Printed in Dunstable, United Kingdom

91219513R00127